JN116194

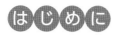

"なぜそうなっているのか"を考えながら歯肉を読み解こう

"歯肉"は，口腔内を観察するうえでの入口であり，そこには口腔内の疾患の徴候だけではなく，全身疾患や加齢変化，患者さんの生活環境や生活習慣など，あらゆる情報が詰め込まれています．
歯科衛生士には，歯肉の状態を単に感覚的に読みとるのではなく，"なぜそのような状態になっているのか""その原因は何か"，その根拠や原因を考えながら読み解き，患者さんへの指導力を高めてほしいと思います．

本別冊では，歯科衛生士が歯肉から読みとるべき徴候を，臨床例を中心に，臨床・病理の両面から解説し，歯肉をより深く，細かく読み解くための情報を提供したいと考えました．写真・図表を用いてビジュアルに，また可能な限り平易な表現にする，の2点に配慮し，以下を基本方針としてまとめました．

1章では，10代から90代までの年代ごとの，"臨床的に健康な歯肉"を考える
　それぞれの年代の，患者さんそれぞれの個性に応じた"健康な歯肉"について解説

2章では，特徴的な病態ごとに，その原因・対応・経過から"歯肉"を考える
　1) 臨床上，歯科衛生士が注意してみなければならない歯肉の所見を呈示，その原因・対応・経過を解説
　2) 上記の各所見に病理学的な解説を加え，"根拠"をもって病態を説明できる知識を養う

3章（実例編）では，長期経過症例を通して目標とする"歯肉"の治癒像を考える
　2章で取り上げた病態が組み合わさった臨床例において，病態が安定し，維持されているなかでの変化や加齢による変化について，歯科衛生士の対応とその後の歯肉の変化を解説

現在，歯科医療の潮流は治療から予防へとシフトしており，歯科衛生士が活躍する場は広がりつつあります．経験が浅い歯科衛生士にとっては臨床のヒントとなるような，また，経験を積んだ歯科衛生士にとっては新たな発見に満ちた内容にしたいと考えました．本書が，歯科臨床に真剣に携わる歯科衛生士の皆様の臨床の一助となればこのうえない幸せです．

本書を出版するにあたって，診療後や休診日にもかかわらず熱心に準備をしてくれた当院の歯科衛生士・松本絹子さん，吉田エミさん，伊藤美穂さん，足掛け3年間にわたり本書の企画・編集でお世話になった『デンタルハイジーン』編集部の山﨑聡子さん，その他本書にかかわってくれた方々に，この場をお借りして心から感謝申しあげます．

2014年2月　信濃大町の自宅にて　金子　至

本書は，『月刊デンタルハイジーン別冊　歯肉を読み解く　臨床×病理の眼から歯肉の"なぜ"にこたえます！』（2014年発行）を書籍として発行したものです．

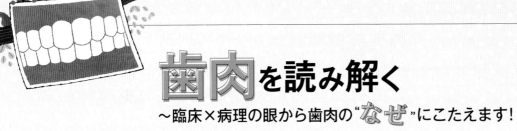

歯肉を読み解く
～臨床×病理の眼から歯肉の"なぜ"にこたえます！

CONTENTS

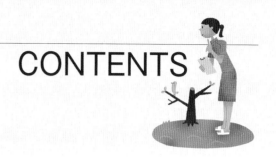

Page Design&Ilustration/solo，福々ちえ，TDL，パント大吉
The Journal of Dental Hygiene EXTRA ISSUE SELECTION/Observing Gingiva from a Clinical and Pathological Viewpoint

1章
臨床的に健康な歯肉とは？

1章では，小児から90代まで，それぞれの年代における"健康的な歯肉"について考えてみましょう．その年代，その人なりの"健康"というものがみえてくるはずです．

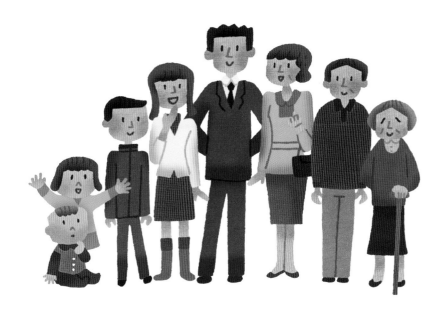

臨床的に健康な 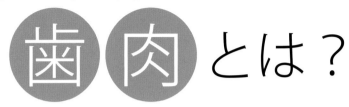 歯肉 とは？

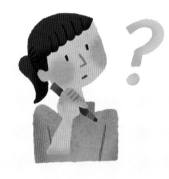

長野県大町市・金子歯科医院

金子　至 （歯科医師）

　歯肉には，それぞれの年代に，患者さんそれぞれの個性に準じた「健康な歯肉」があります．つまり，大多数が健康的な生活を送る10代,20代の若年層の歯肉と，加齢とともに全身疾患に罹患し，薬を服用することが多くなる70代,80代の老年層の歯肉とでは「健康な状態」がおのずと違ってきます．また，歯周炎に罹患して歯槽骨が吸収し歯肉が退縮しても，歯周治療によって健康を取り戻すことは可能です．

　では，臨床的に健康な歯肉の条件とはどのようなものでしょうか？　当院では以下のように考えています．

　1）プラークコントロールが良好で，臨床的に炎症がない
　2）口腔機能に悪影響を及ぼす歯肉の退縮がない

　具体的には，「健康的な食生活を営むための口腔環境を，長期間にわたり維持することのできる歯肉」と考えています．本章では，各年代の「臨床的に健康な歯肉」の例をあげてみましょう．

各年代の「臨床的に健康な歯肉」について考えていきましょう！

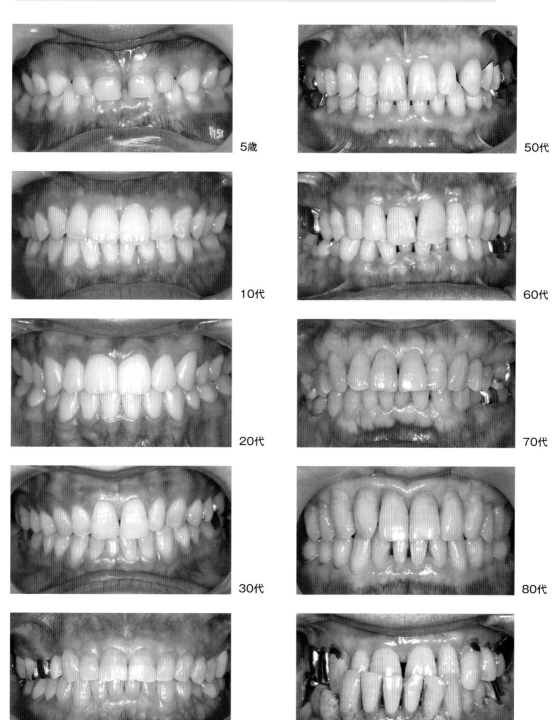

5歳

50代

10代

60代

20代

70代

30代

80代

40代

90代

口腔が成熟し，健康観を獲得していく時期

0～10歳代

　乳歯の萌出から永久歯列が完成し，エナメル質が成熟するまでのもっとも齲蝕になりやすい時期です．混合歯列期から永久歯列の完成までは，歯の萌出状態に応じてブラッシング方法を変える必要があるだけでなく，成長過程での反抗期や精神的に不安定な時期とも重なるため，萌出期関連歯肉炎や生活習慣の乱れによる齲蝕や歯肉炎に注意が必要です．"自分の健康は自分で守る"という，いわゆる「自律的健康観」を家庭のなかで培うことが重要です．

永久歯の生え換わり

図1　5歳，女性
第一大臼歯が顔をみせはじめ，いよいよ永久歯の萌出開始です．口が小さいうえに，萌出途中の永久歯は歯肉弁が覆っているので，プラークコントロールが難しく，さらには萌出直後の永久歯のエナメル質は未成熟で齲蝕になりやすいため，要注意です．この難しい時期をうまく乗り切ることが，"健康な口腔環境"という一生の宝物を手に入れられるかどうかにつながります

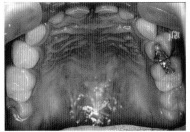
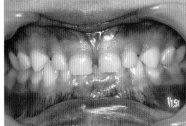
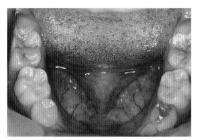
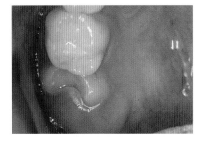

10代

図2　17歳，女性
2歳半から予防で当院に通院し，15年．カリエスフリーの永久歯列が完成し，理想的な口腔環境が整いました．歯肉に炎症はありませんが，進学や就職など今後の生活環境の変化に応じた口腔の健康管理が必要です

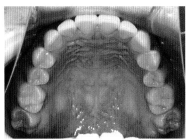
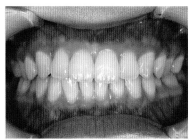
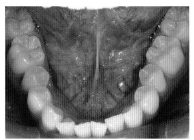

心身ともに充実し，忙しい年代．メインテナンスの継続が健康維持の鍵！

20〜30歳代

　健康面でもっとも安定している時期です．口腔環境の乱れや歯肉に著しい炎症がみられることは少ないのですが，仕事や育児などで忙しく，口腔内の状態に気がまわりにくい時期でもあります．定期的なメインテナンスを継続できるかが，将来の健康維持の「鍵」となります．"自分の健康は自分で守る"という「自律的健康観」を確立することが目標ですが，この時期に10歳代までの健康教育の効果が現れます．

20代

図3　27歳，男性
2歳時に齲蝕処置のため当院に通院し，25年経ちました．小学5年生から中学生まで矯正治療を受け，大学進学で親元を離れましたが，長期休暇には予防管理で通院し，不安定な時期を乗り越えました．カリエスフリーの永久歯列が完成し，歯肉にも炎症がない理想的な口腔環境が整いました

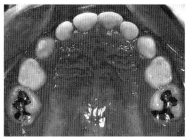 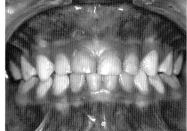 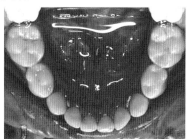

初診時（2歳）

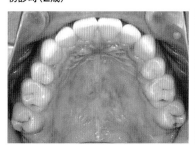 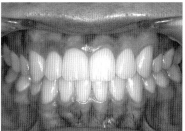 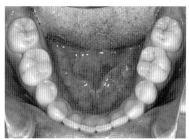

25年後（27歳時）

30代

図4　38歳，女性
初診時31歳，齲蝕と限局型中等度慢性歯周炎の治療後7年が経過．現在はメインテナンスで定期的に通院していますが，質の高いプラークコントロールが維持され，臨床的に炎症のない健康な歯肉が維持されています．唾液量は現在1.8mL/分で安定していますが，今後の更年期をうまく乗り切ることが課題となります

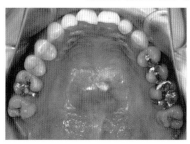 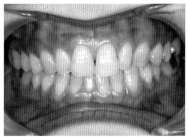 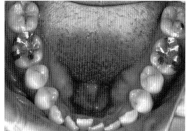

身体に変調をきたしやすい年代．歯周病の治療・予防で健康の維持を！

40～50歳代

　更年期にあたり身体に変調をきたしやすい時期です．特に更年期の女性には，非プラーク性と考えられるポテッとした歯肉の発赤など，この年代特有の歯肉の変化がみられることがあります．体力や免疫力が低下すると歯周炎が進行しやすいので，歯周治療と継続的なメインテナンスによって臨床的に健康な歯肉を維持していくことが目標です．

40代 ▶ **図5　46歳，男性**
4| の欠損を主訴に来院しました．歯周治療後，4| 欠損部にインプラントを埋入して咬合を確保，現在はメインテナンスに来院しています．ブラキサーのため，就寝時にオクルーザルスプリントを装着しています．4| 部インプラントの上部構造作製時には，咬合や審美性だけでなく，メインテナンスしやすいように，プロビジョナルレストレーションを用いてプラークコントロールしやすい形態を模索しました

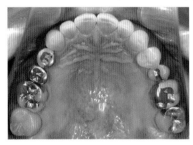 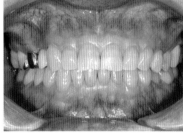 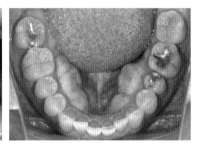

50代 ▶ **図6　52歳，女性**
28歳独身のころから24年のおつきあいです．海外に単身赴任中のご主人，大学生の子ども2人とともに，家族で定期的なメインテナンスに来院しています．歯肉退縮は少なく，唾液量の測定を始めた36歳から16年間，1.5mL/分前後の唾液量でみずみずしくはりのある歯肉を維持しています

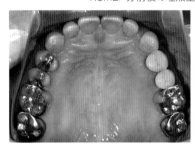 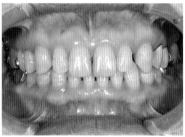 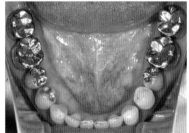

金子歯科医院では こう考えます 「唾液量についての考え方」

　理想的な刺激時の唾液量は 2mL/分以上であり，最低でも 1mL/分以上は必要と考えています．0.7～1mL/分程度で唾液腺マッサージ（p.77 参照）が定着すれば，唾液量が回復することも多く経験しますが，日常生活に不自由を感じることがないため習慣化は難しい面があります．一方，唾液量が 0.5mL/分以下になると，ビスケット等の乾燥した食品は食べにくくなるなど不便を感じるようになり，マッサージ効果も低くなるという実感があります．
　更年期には唾液量の減少が多くみられるため，唾液量が減少してきたらすみやかに唾液腺マッサージが導入できるよう，唾液量が減少する前から唾液の重要性について伝えることが必要です．以上のことから，当院では唾液検査（唾液量，緩衝能，齲蝕病原菌と歯周病原細菌の細菌検査など）を臨床に取り入れています．

全身疾患への視点をもって対応することが必要な年代

60〜70歳代

　この年代では，多くの方が現役を引退することで生活が一変します．仕事で時間に拘束される生活から解放され，生活に余裕ができますが，緊張感もなくなるため，かえってプラークコントロールがあまくなり，歯周炎が進行してしまうことがあります．規則正しい生活を維持し，引退後の生活に早く慣れることを目標に指導します．

　加齢による唾液量の減少だけでなく，高血圧症や糖尿病などの全身疾患の治療薬の副作用によっても唾液量が減少することがあるため，内科医をはじめとする医科主治医との連携が必要となります．

60代

図7　64歳, 女性
初診時47歳で歯周治療を開始．根管治療，齲蝕治療後メインテナンスに移行して17年になります．内服薬は高コレステロール血症治療薬のみ．2013年に退職し，現在は自宅でお孫さんの世話をしています．初診時の前歯部を中心とした浮腫性の歯肉の腫脹は改善して引きしまり，治療開始以降17年間での歯槽骨吸収は認められません．唾液量は1996年（47歳時）に0.5mL/分でしたが，唾液腺マッサージを取り入れ，2007年（58歳時）には1.2mL/分，2013年（64歳時）には2.5mL/分にまで回復しました

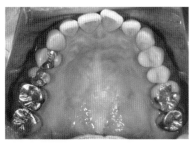 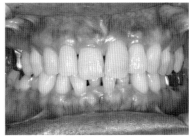 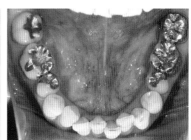

70代

図8　73歳, 男性
当院に通院してまだ5年ですが，あと15年間は快適に食が楽しめることを目標にメインテナンスをしています．服薬はなし．初診時，プラークコントロールがあまく，特に歯間部の歯肉は腫脹していましたが，炎症の消退とともに硬く引きしまった歯肉に改善しました．唾液量は2.5mL/分前後を維持しています

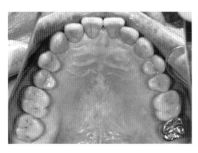 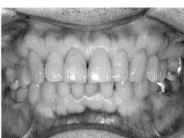 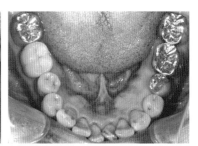

最期まで食事が楽しめるように，先を見据えたサポートを！

80歳以降

　いよいよ人生の終末期です．体力，気力が低下し，通院が滞りがちになることでプラークコントロールがあまくなり，歯周病が悪化することも多くなります．歯科治療の介入が難しくなることもあるため，介入のタイミングを見極め，最期まで自分の口で食事が楽しめることを目標に，あまり細部にこだわらず，患者さん本人から家族への指導へと軸足を切り替えていくことも必要です．「家族単位で通院してほしい」という当院の診療姿勢の意味はここにあります．今後をいかに快適に過ごせるか，医院の総合力が試されます．

80代

図9　87歳, 女性
59歳から28年間当院へ通院. ④と⑥部にはインプラントが埋入されています. 左側前歯部は上下顎が交叉咬合であり，下顎前歯部にも叢生があるなど，プラークコントロールの難しい歯列ですが，継続的なメインテナンスによって良好な状態を維持しています. 2008年(82歳時)には唾液量が0.4mL/分に減少しましたが，唾液腺マッサージを取り入れたことで，2010年(84歳時)0.7mL/分，2013年(87歳時)1.0mL/分にまで回復しました

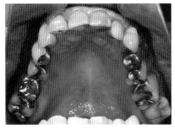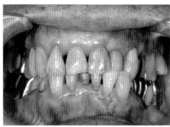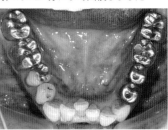

図10　84歳, 男性
奥さんの紹介で67歳から当院へ通院して17年になります. 歯肉は退縮していますが，年齢を考慮すれば臨床的には健康な歯肉といえます. 齲蝕治療の経験が少なく，著しい歯周炎もない，当院の患者さんでも数少ない理想的な口腔環境です. 現在は，抗精神薬を内服していますが，唾液量も1.5mL/分前後を維持しています

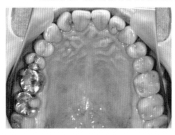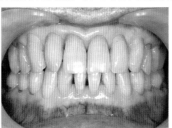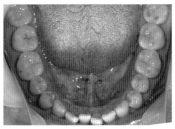

90代

図11　90歳, 男性
70歳から当院へ通院して20年になります. メインテナンスに来院していましたが，認知症が進み，87歳から介護施設に入所. 通院が困難になり，現在は当院の歯科衛生士が訪問して口腔環境を維持しています

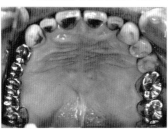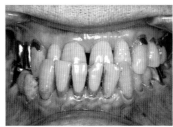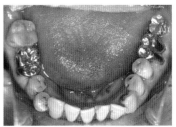

正常な歯肉と健康な歯肉

東京歯科大学名誉教授　下野正基

"組織学的に正常な歯肉"とは？

Schroeder（1986）が組織学的に正常な歯肉の健康像と臨床的な歯肉の健康像について記載しています[1]．それによると，組織学的に正常な歯肉の特徴は，①歯肉口腔上皮と付着上皮から成る，②歯肉溝が存在しない，③均等な密度でコラーゲン線維のネットワークが付着上皮を支えている，④炎症性細胞浸潤がまったくない，ことです．

このような厳密に正常な歯肉は，無菌動物（体内，体表に微生物が存在しない動物）においてみられるもので，ヒトやイヌなどではしっかりした歯の化学的・機械的清掃を定期的に長期間行わないと維持できません．

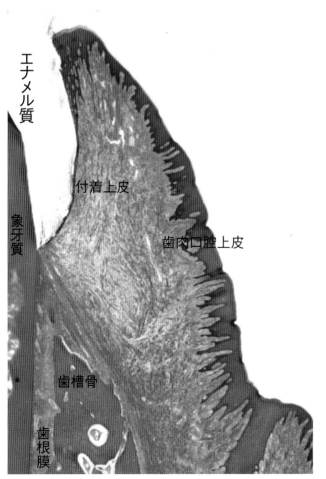

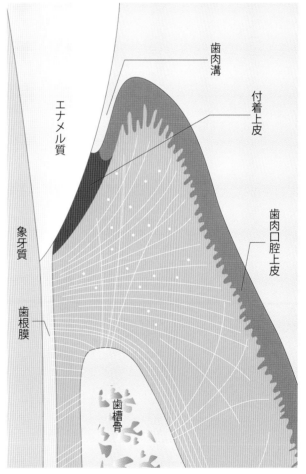

図1　正常な歯肉の組織像（左）と模式図（右）
正常な歯肉では歯肉溝は存在しないか，あっても約0.4mm といわれている[2]

"臨床的に正常な歯肉"とは？

　一方，臨床的に正常な歯肉の判定基準は，①基本的にピンク色をしている，②スティップリングが存在するときは明瞭で歯肉縁まで広がっている，③歯肉溝滲出液がない，④歯肉溝の深さは 0.5 〜 2.0mm（この値については報告によりまちまちで，深さ 0.2 〜 0.7mm で平均は 0.4 ± 0.2mm といわれたり，米国歯周病学会は歯肉溝を 1.5 〜 2.5mm としています），⑤ BOP（プロービング時の出血）がない，⑥臨床的に正常なヒトの歯肉を占める組織の容積は付着上皮 4%，歯肉口腔上皮 27%，結合組織 69%，炎症細胞 3 〜 6%である，とされています（**図 1**）[1].

　先ほど述べたような，"組織学的に正常な歯肉"は，研究のレベルでは価値があると思いますが，臨床的，実際的ではありません．臨床的に正常な歯肉の判定基準も「もっとも理想的な基準」といえるでしょう．

　臨床的にもっともきれいな歯肉は幼児や学童などの若年者によくみられるといわれます（**図 2**）．しかし誰もみな，年齢を重ねるうちに歯肉は硬くなり，退縮するなどの変化が現れてきます．歯肉は年齢とともに変化するのです．

一人ひとりの健康な歯肉

　WHO（世界保健機構）の憲章のなかで，「健康とは，単に病気ではないとか弱っていないということだけではなく，身体的にも，精神的にも社会的にも満たされて良好な状態」と定義されています．

　歯肉の健康とは，「組織学的に正常な歯肉」のことでも「臨床的に正常な歯肉」のことでもないと思います．一人ひとりが悩みやストレスを抱えながら年を重ねるなかで，食べる，飲む，噛む，話すなど，当たり前の日常生活を送ることができるということが重要です．唾液分泌，歯の萌出，喪失，咬耗，細菌，生活習慣，プラークコントロールなどさまざまな因子によって，口の中の環境はつねに変化しています．その変化は人によって異なります．

　一人ひとりが身体的にも，精神的にも社会的にも満たされて良好であるということは，健康にはさまざまな形があるということです．歯肉の健康にも多様性があるととらえれば，10 歳には 10 歳の，60 歳には 60 歳の，それぞれの年代に応じた健康な歯肉があり，患者さんそれぞれの個性に準じた健康な歯肉があると考えることができるのではないでしょうか．

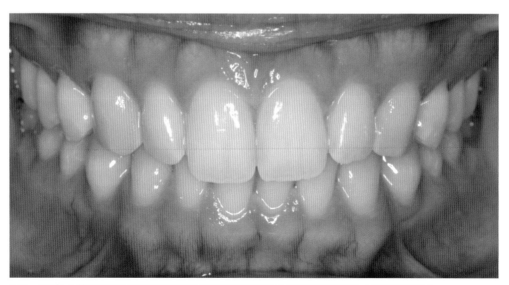

図2　19歳, 女性の臨床的に正常な歯肉（写真提供：東京歯科大学歯周病学講座　衣松高志先生）

2章
歯肉の表情を読みとろう！
〜原因・対応・経過から考える

ここでは，臨床で出合うさまざまな歯肉の変化について，その原因，しかるべき対応，そしてその後の経過をじっくりとみていきます．症例をとおして"歯肉を読み解く眼"を養いましょう！

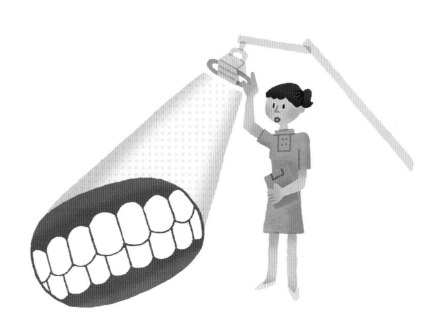

歯肉の形態の変化

長野県大町市・金子歯科医院　**金子　至**（歯科医師）

　歯肉の形態の変化は目で見ることができるのでわかりやすいといえますが，注目していないと見過ごすことも多いので，健康な歯肉の状態を理解したうえで注意深く観察することが必要です．異常を早くみつけて，その原因を探り，解決する方法を患者さんに考えてもらいましょう．目標は，患者さんが自分で歯肉の変化に気づき，解決できるようにアドバイスすることです．

　ここでは，歯周疾患が歯肉の形態の変化として現れる，擦過傷，フェストゥーン，クレフト，歯肉退縮とクリーピングアタッチメントおよび歯間乳頭の変化について解説します．

1）擦過傷

　「擦過傷」は歯ブラシ等による傷（外傷）で，いわゆる"擦り傷"をいいます．歯肉の傷の初期病変といえますが，進行すると歯肉退縮やフェストゥーンとなることも考えられ，治療に時間と労力がかかるので，早期に発見して治療することが重要です．

　プラークが原因の炎症による発赤に比べ，擦過傷は限局的な傷による発赤であり，ブラッシングの知識と経験が増せば，患者さん自身が擦過傷に気づき，治すことも可能です．

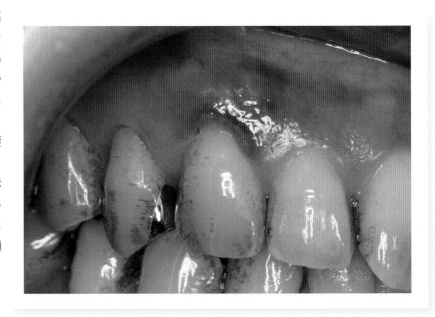

Case1

初　診：1995年6月（初診時25歳，女性）	**全身的既往歴**：特記事項なし
経過18年	**注目部位**：3｜辺縁歯肉の発赤
主　訴：左上の奥歯（6｜）が噛むと痛い	

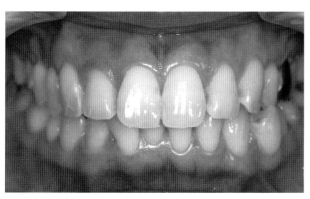

図1　初診時（1995年6月）
辺縁歯肉と歯間乳頭部に軽度の発赤と腫脹が認められた．上下顎前歯部の辺縁歯肉は，歯ブラシの毛先でついており，不整形な形態になっていた

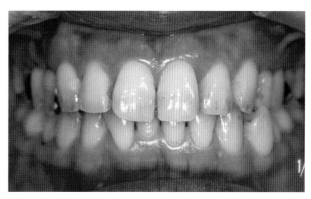

図2　3年後（1998年8月）
歯周基本治療を経て歯肉の状態は安定していた

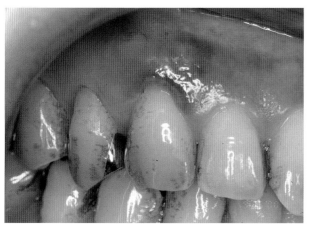

図3　5年後（2000年9月）
3| の辺縁歯肉に限局した発赤が認められた．歯ブラシを辺縁歯肉に押し当てたことによる擦過傷と診断

歯肉とブラッシング方法の観察
〜メインテナンス中に擦過傷に気づく〜

　この患者さんは，初診時，以前他院で教わったとおりに硬めの歯ブラシを使い，毛先を歯肉方向に向けて"時間をかけて"磨いていました．しかし，歯間部にはプラークが残り，辺縁歯肉が肥厚していることから（**図1**），歯ブラシの毛先の方向とブラッシング圧に問題があると考えました．そこで，軟らかめの歯ブラシ（バトラー＃222/サンスター）に替えてもらい，毛先を歯冠側に向け，歯面に密着させた状態で毛が開いたり，曲がったりしない程度のやさしいブラッシング圧を意識して，歯

頸部のプラークコントロールを行うようアドバイスしました．その際，歯肉を傷つけないよう，毎回手鏡で歯ブラシの当て方を確認してもらうようにしました．

　初診から歯周基本治療を経て，歯肉は安定していましたが（**図2**），初診から5年後のメインテナンス時に 3|辺縁歯肉に限局したびらん状の発赤を認めました（**図3**）．患者さんにお伺いすると，「何となくブラッシングしていた」ということで，自宅でいつも行っているブラッシング方法を確認すると，歯ブラシの毛先を辺縁歯肉に押し当てたブラッシングに戻っていたため，ブラッシングによる擦過傷と考えました．

ブラッシングのアドバイス

　まず，傷を治すためのブラッシング方法を指導し（**図4**），擦過傷が治癒した後に，あらためて正しい方法（軟らかい歯ブラシで毛先を辺縁歯肉に押し当てないよう歯冠側に向け，弱いブラッシング圧で小刻みに動かす）を確認しました．その後は擦過傷をつくることもなく，13年後の現在も良好な状態を保っています（**図5**）．

　このように，一度正しいブラッシング方法を伝えても元に戻ってしまうことがあるため，繰り返し指導していくことが大切です．

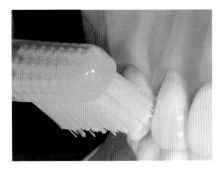

図4　傷を治すことを優先させたブラッシング
傷を治すことを優先し，軟毛の歯ブラシを用いて歯肉の傷に触れないような
ブラッシングを指導した

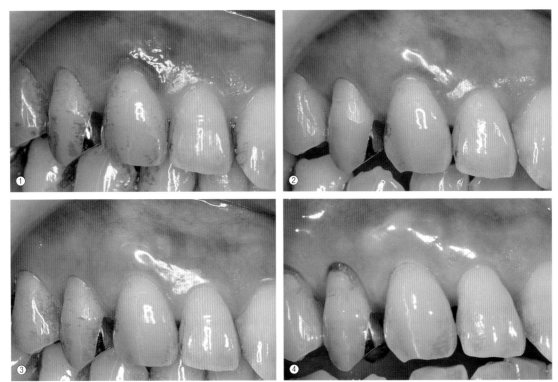

図5　擦過傷部位の歯肉の変化
①擦過傷発見（2000年9月），②1カ月後（2000年10月），③8カ月後（2001年5月），④13年後（2013年11月）

金子歯科医院では こう考えます　「擦過傷を起こさせないためのブラッシング」

　擦過傷はおもに歯ブラシによる傷（外傷）が原因ですから，まずは擦過傷を治すことを優先し，毎回手鏡を使用し，歯ブラシの毛先を歯肉の傷に触れないように注意してブラッシングを行うよう指導しました（**図4**）．擦過傷が治癒した後には，健康な歯肉を維持するために，あらためて正しいブラッシング方法を確認しました．

　擦過傷は，傷が浅ければ比較的早く治りますが，気づかずに放置しているとフェストゥーンやクレフト，歯肉退縮へと悪化していく可能性があるので，早期に"発赤の原因"を探り，解決する必要があります．

Case2

初　診：1987年8月（初診時60歳，女性）	全身的既往歴：特記事項なし
経過26年	注目部位：⌐3~5 にかけて唇頰側歯肉の発赤
主　訴：歯肉からの出血	

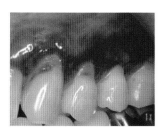
図6　初診時（1987年8月）
⌐3~5 にかけてびらん状の発赤が認められる

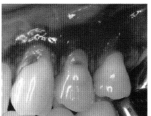
図7　1年後（1988年3月）
歯肉の発赤は初診時よりも広がってしまった

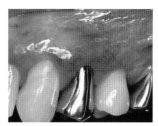
図8　7年後（1995年3月）
初診から7年後のメインテナンス時，歯肉の発赤が改善していた

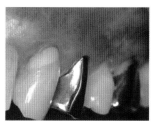
図9　26年後（2013年6月）
歯肉は，健康な状態を維持している

ブラッシングのアドバイスと経過

　この患者さんは，歯肉からの出血を主訴に来院された患者さんです．⌐3~5 にかけての唇頰側歯肉にはびらん状の発赤が認められました．普段行っているとおりにブラッシングしてもらうと，歯だけでなく歯肉まで歯ブラシでゴシゴシ磨いていたため，発赤の原因は間違ったブラッシングによる擦過傷と考えました（**図6**）．

　そこで，軟らかめの歯ブラシを選択し，毛先を歯冠側へ向け，歯肉に触れないようなブラッシングを指導しました（**図4**）．しかし，1年後のメインテナンス時，発赤は初診時より広がっていました（**図7**）．金属アレルギーの可能性を疑い，アレルギー検査を行いましたが，反応は出ませんでした．原因がわからないまましばらく同様の状態が続き，その間も継続的なブラッシングのアドバイスを行っていました．

　初診から7年後のメインテナンス時，歯肉の発赤が改善されていました（**図8**）．患者さんにお伺いすると，「歯肉が赤くても痛くないし，何十年も前からごしごし磨かなきゃ気がすまなかったのよ．でも，歯科衛生士さんに熱心に言われて，すこしは言うことを聞こうと思ってやさしく磨いていたら，すこしずつ赤みがとれてきたの」と話してくださいました．本症例では，歯科衛生士があきらめることなく，「必ず治ります」とアドバイスを続けたことで，患者さん自身が擦過傷に対しての危機感をもったことが，改善につながったと考えられます（**図9**）．

金子歯科医院では こう考えます　「擦過傷に対する危機感のない患者さんへの動機づけ」

　痛みが少なく，機能障害を伴わない擦過傷では，患者さんは危機感をもちにくく，改善への動機づけが困難になります．動機づけができない段階でブラッシング指導をしても，患者さんには理解されません．歯肉を傷つけることで起きる障害（歯肉退縮とそれに伴う知覚過敏や根面齲蝕など）を十分理解してもらうことが大切です．患者さんに病態を理解していただき，歯科衛生士のアドバイスを受け入れようという気持ちにさせることも重要です．そのために，メインテナンス時には，安定している状態と治療中の口腔内写真とを比較し，モチベーションを高めています．

2) フェストゥーン

「フェストゥーン」とは，辺縁歯肉にロール状に現れた肥厚をいいます（☞ **p.24，病理の視点②「フェストゥーンやクレフトが起こる理由」参照**）．硬い歯ブラシの使用や強いブラッシング圧，プラークによる刺激などで特徴的に現れます．

臨床的には，フェストゥーンは厚い歯肉に現れることが多く，歯肉が薄く，歯槽骨も薄い歯肉では歯肉退縮として現れることが多いと考えています．

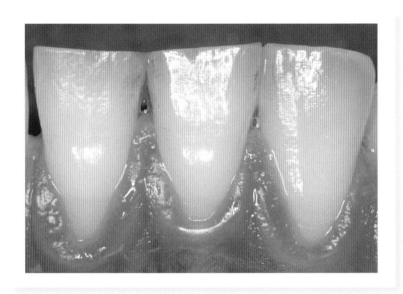

Case

初　診：1996年1月（初診時30歳，男性）	全身的既往歴：特記事項なし
経過18年	喫　煙：なし
主　訴：下の前歯が冷たい水でしみる	注目部位：下顎前歯部

歯肉の観察とアドバイス

この患者さんは，初診時，下顎前歯部の唇側辺縁歯肉が退縮するとともに，ゴツゴツとした形態で，ロール状に肥厚していました．硬めの歯ブラシを使用し，毛先を歯頸部のほうに向け，辺縁歯肉に押しつけるようにブラッシングしていました．音が聞こえるほどブラッシング圧が強かったため，その刺激により歯肉退縮とともに唇側の辺縁歯肉がゴツゴツした形態となり，ロール状に肥厚したものと考えました（**図1**）．

そこで，軟らかい歯ブラシに替え，毛先の方向をやや歯冠側へ向けて磨くように伝え，術者磨きによって適切なブラッシング圧を体感してもらいました．

経過

徐々にブラッシングテクニックが向上すると，唇側辺縁歯肉はクリーピングしはじめ，フェストゥーン状の唇側辺縁歯肉も改善してきました（**図2，3**）．18年後の現在では，フェストゥーン状の唇側辺縁歯肉は改善し，自然な形を維持しています（**図4**）．

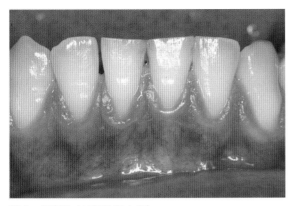

図1 初診時（1996年1月）
下顎前歯部の唇側辺縁歯肉が退縮するとともに，ゴツゴツした形態となり，ロール状に肥厚している

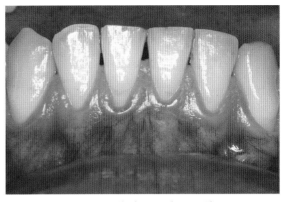

図2 初診から10カ月後（1996年11月）
唇側辺縁歯肉がクリーピング（せり上がり）しはじめたが，ロール状の肥厚はまだ改善していない

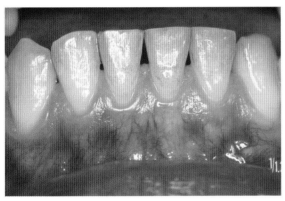

図3 初診から約3年後（1999年5月）
唇側辺縁歯肉はクリーピングし，フェストゥーン状の肥厚も改善してきた

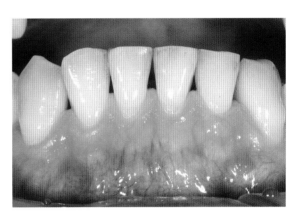

図4 初診から18年後（2014年1月）
唇側辺縁歯肉のフェストゥーン状の肥厚は改善し，自然な形を維持している

金子歯科医院では こう考えます 「正しいブラッシング方法を身につけることのメリット」

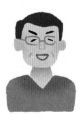

　正しいブラッシングを継続すると，しだいに唇側辺縁歯肉は本来あるべき位置までクリーピングします（☞2章①4)「**歯肉退縮とクリーピングアタッチメント**」参照).

　近年，健康意識の高まりから，過度なブラッシングや誤ったブラッシング方法によって歯肉が退縮し，知覚過敏や根面齲蝕を起こす患者さんが多くみられます．歯根の露出が少なくなると，根面齲蝕のリスクが低くなります．そのため，このような患者さんでは，歯肉を傷つけない正しいブラッシング方法を身につけ，歯肉の回復をはかることが大切です．

3) クレフト（歯肉の裂開）

「クレフト」とは，歯肉にできたＶ字型やＵ字型の裂け目をいいます（☞ **p.24，病理の視点②「フェストゥーンやクレフトが起こる理由」参照**）．間違ったブラッシング方法によって歯ブラシの動くとおり，道に沿うように歯肉が削れることによって起こる外傷であり，究極の擦過傷ともいえます．

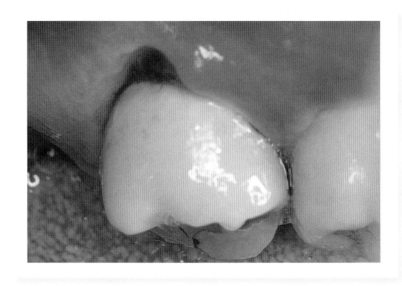

Case

初　診：1997年8月（初診時36歳，男性）		**全身的既往歴**：特記事項なし	
経過16年		**喫　煙**：なし	
主　訴：ブラッシング時の出血		**注目部位**：<u>7</u>｜の頬側歯肉	

歯肉の観察とアドバイス

この患者さんは，初診時，<u>7</u>｜遠心頬側の辺縁歯肉はクレフト状に裂けていていました（**図1**）．硬い歯ブラシの毛先を頬側の辺縁歯肉に押し当てながら，遠心上方に突き上げるように大きく歯ブラシを動かしていました．"一番奥の歯の遠心のプラークコントロールができていないので，横から突っ込んで磨くように"と，以前他院で受けたブラッシング指導の内容を守っていた，とのことでした．

そこで，軟らかめの歯ブラシに替え，毛先をやや歯冠側に向けて，小さなストロークで軽圧で磨くように説明し，術者磨きで体感してもらいながら正しいブラッシング方法への理解を深めてもらいました．

経過

すると，2カ月後にはクレフトは浅く小さくなり，3年後には自然な形に改善してきました．

クレフトは傷が深ければ深いほど回復に時間がかかりますが，正しいブラッシングを継続していれば，確実に改善します（**図2〜4**）．

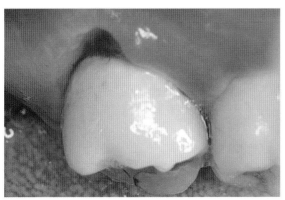

図1　初診時（1997年8月）
7| の遠心頬側の歯肉がクレフト（裂開）になっている

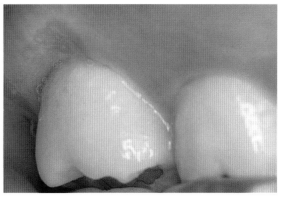

図2　初診から2カ月後（1997年10月）
ブラッシングを改善したところ，クレフトが浅く，小さくなってきた

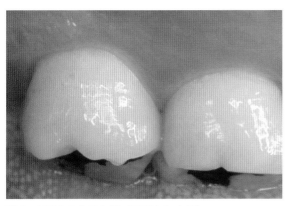

図3　初診から約3年後（2001年1月）
歯肉は自然な形態に改善した

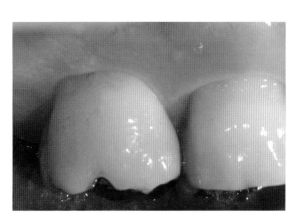

図4　初診から約16年後（2013年12月）
辺縁歯肉は良好な状態を維持している

金子歯科医院では こう考えます　「ブラッシング指導後のフォローアップが大切！」

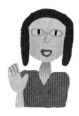

　せっかちで，せわしなく行動する患者さんほど，短時間でブラッシングをしようとするあまりクレフトをつくる傾向があります．このような患者さんの場合は，ブラッシング指導直後は正しくできていても，しばらく経つとまた自己流の間違ったブラッシングに戻ってしまうことが多いようです．特に，患者さん自身が鏡を見て確認できない部位は傷をつくりやすいため，口腔内写真で歯肉の状態を確認するなどして，メインテナンスのたびにブラッシング方法をチェックすることが大切です．

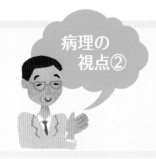

病理の視点② フェストゥーンやクレフトが起こる理由

東京歯科大学名誉教授　**下野正基**

フェストゥーン

　歯肉辺縁にみられるロール状の膨らみ（肥厚）を「フェストゥーン」といいます（**図1-A**）．この歯頸部の膨らみの原因は，歯肉に加わる刺激で，咬合による刺激，歯ブラシの誤用（オーバーブラッシング）などによる外傷，プラークによる刺激などが考えられています[3]．

　フェストゥーンの臨床像から，どのような組織変化が起こるのかを考えてみると，「歯肉辺縁への刺激によって，上皮下結合組織の炎症が引き起こされ，続いて炎症の部位に肉芽組織が形成され，それが線維化した」ものと思われます．また，歯槽上線維群のなかの環状線維（p.35，図3-A参照）が増殖して太くなれば，フェス

トゥーンの膨らみに一致してみられると考えられますが，フェストゥーンが起こる本当の理由はわかっていません．しかし，歯ブラシの誤用などが原因の場合は，その原因を取り除けば治癒していくことが考えられます．

クレフト

　歯肉辺縁がV字状に裂けた状態を「クレフト」といいます（**図1-B**）．そのおもな原因は歯ブラシによる外傷とされていますが，咬合も一因になると考える人もいます．

　歯ブラシによる外傷は「擦り傷」ですから，感染が起こらなければクレフトは自然に治癒すると考えられます．

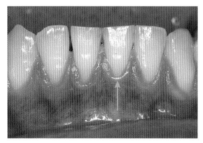

A：フェストゥーン

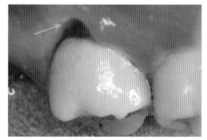

B：クレフト

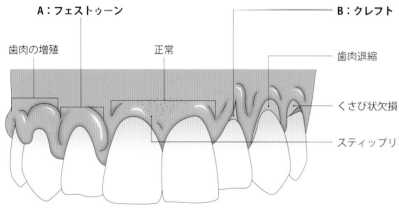

歯肉の増殖　　正常　　歯肉退縮　　くさび状欠損　　スティップリング

図1　フェストゥーンおよびクレフトの模式図[5]

4) 歯肉退縮とクリーピングアタッチメント

　歯肉が退縮した原因を取り除くことによって，元の位置（生理的な位置）にせり上がることを「クリーピング」といいます（☞ p.34，病理の視点③「クリーピングはなぜ起こるの？」参照）.

　歯肉退縮の原因は，硬い歯ブラシの使用や間違ったブラッシング方法によることが多いので，軟らかい歯ブラシの使用と正しいブラッシング方法を指導します．過度な咬合力も歯肉退縮を助長するため，咬合のチェックも重要です.

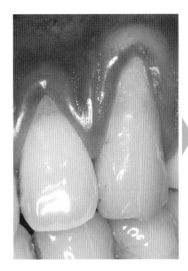 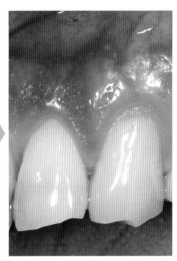

Case1

初　診：1990年3月（初診時26歳，女性）	**全身的既往歴**：特記事項なし
経過23年	**喫　煙**：なし
主　訴：右下奥歯がズキズキ痛む	**注目部位**：4 3|，|3

歯肉の観察

　この患者さんは，初診時，4 3|，|3 を中心に辺縁歯肉が著しく退縮していました（**図1**）．ブラッシングの方法を確認すると，硬めの歯ブラシを使用し，毛先を辺縁歯肉に押し当て，大きなストロークで力を入れて磨いていました．唇頬側は歯肉も歯槽骨も薄く，歯根の形態が歯肉表面からもわかるほどです．これほど薄い歯肉に歯ブラシの強い刺激が長期間加わると，退縮しやすいといえます．この唇側辺縁歯肉の退縮はオーバーブラッシングが原因と考えました.

　患者さんには，歯肉退縮は歯ブラシによる傷の一種であること，露出した根面は齲蝕になりやすいことを説明し，唇側辺縁歯肉をクリーピングさせることを目指した

ブラッシングを提案することにしました.

アドバイス
～クリーピングを期待したブラッシング

1）ブラッシング方法の見直し

　歯肉を退縮させてしまう患者さんは，ブラッシングに熱心で，硬めの歯ブラシを使用し，毛先を歯肉に押し当て，強いブラッシング圧と大きなストロークで磨いている傾向があります.

　"傷を治す治療のためのブラッシング"であることを意識し，当院では，軟らかく歯肉に当たってもダメージが少ないルシェロ歯ブラシ OP-10（ジーシー）を使用しています（**図2-①**）.

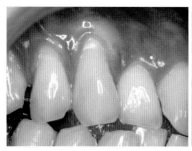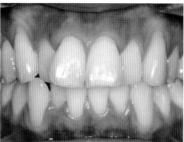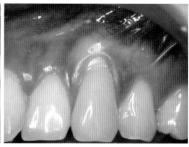

図1　初診時（1990年3月）
歯肉・歯槽骨ともに薄く，歯根の形態が表面からわかる．4 3|，|3 を中心に辺縁歯肉が著しく退縮しており，唇側のセメント-エナメル境下の歯質にはくさび状欠損が認められた

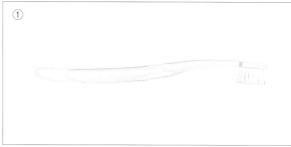

① 使用する歯ブラシ（ルシェロ歯ブラシOP-10/ジーシー）　② 毛先を歯肉方向へ向けて，歯頸部に歯ブラシを置く

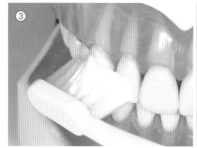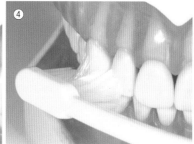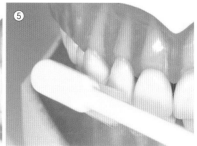

③〜⑤ 歯冠側方向へ撫でるように歯ブラシを回転させる
図2　クリーピングを期待したブラッシング

2）適切なブラッシング方法のアドバイス

　毛先を歯肉方向へ向けて歯頸部に歯ブラシを置き，その位置から歯冠方向へ撫でるように歯ブラシを回転させます．この方法はプラークを取ることよりも，ブラッシング圧をコントロールして傷を治すことが目的ですから，毛先が潰れないくらいの弱いブラッシング圧で行います（図2）．

　ブラッシング指導から1年後には，まだ辺縁歯肉はロール状に肥厚しているものの，唇側の辺縁歯肉には毛細血管が放射状にみえます．患者さんには「歯肉が生理的な位置まで戻ろうとしている状態と考えられますから，この調子でブラッシングを頑張りましょう」と声をかけました（図3）．

　5年後，唇側の辺縁歯肉はクリーピングしつつあり，フェストゥーン状の歯肉の形態は徐々に改善してきています（図4）．16年後，辺縁歯肉は生理的な位置まで戻るとともに自然な形態になりました（図5）．

　ところが，18年後のメインテナンス時，|2 の辺縁歯肉は良好な状態でしたが，|3 の唇側辺縁歯肉に発赤と

（右側）　　　　　　　　　　　（左側）

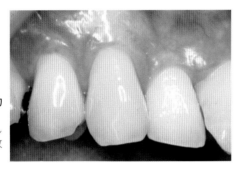
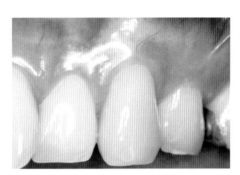

図3　ブラッシング指導から約1年後（1991年4月）
唇側辺縁歯肉はロール状に肥厚しており，毛細血管が放射状に見える

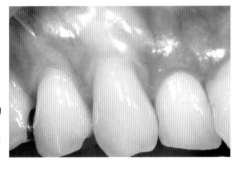
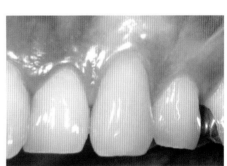

図4　ブラッシング指導から約5年後（1995年2月）
唇側辺縁歯肉がクリーピングしつつあり，ロール状の肥厚は改善してきている

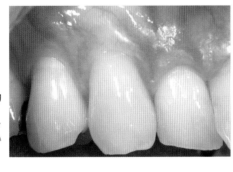
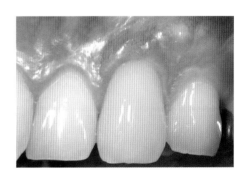

図5　ブラッシング指導から約16年後（2006年3月）
唇側辺縁歯肉は生理的な位置まで戻り，自然な形態になった

図6　ブラッシング指導から約18年後（2008年3月）
|3 の唇側辺縁歯肉はさらにクリーピングし，発赤・腫脹している

腫脹がみられました（**図6**）．なぜ |3 の辺縁歯肉だけ脹れたのでしょうか？

歯肉の発赤の原因は？

　左右の歯肉を比較して観察してみると，|3 の辺縁歯肉は唇側のセメント-エナメル境下の歯質のくさび状欠損を覆う位置までクリーピングしていると考えられました．辺縁歯肉の炎症は，セメント質のくさび状欠損のなかに歯周病原細菌が蓄積し，歯周ポケット内が汚染されたのではないかと考えました．

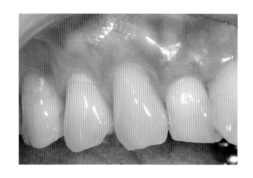
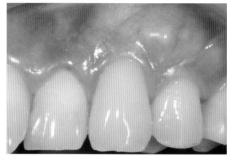

図7　24年後（2014年2月）
クリーピングしすぎた ⌊3 唇側辺縁歯肉を，健康が保てる位置（くさび状欠損がすこし露出する位置）まで退縮させたところ，現在では良好な歯肉の状態を維持している

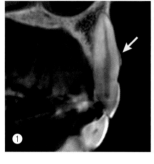
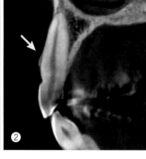

図8　CT画像
① 3⌋ CT画像，② ⌊3 CT画像
3⌋，⌊3 ともに，唇側の根尖2/3は歯槽骨による支持がないため，いまある唇側歯頸部の歯槽骨を守ることが重要になる

　⌊3 唇側辺縁歯肉の炎症を治すため，歯周ポケット内のバイオフィルムの破壊とDDS（Drug Delivery System）を用いた除菌を行い，同時にクリーピングしすぎた歯肉を，歯ブラシの毛先をやや辺縁歯肉の方向に向けてブラッシングすることで，健康が保てる位置まで退縮させることにしました．

経過の観察

　24年経過した現在，良好な状態を維持していますが（図7），ブラッシングが自己流になると歯肉がまた退縮してしまいます．メインテナンスで来院するたびにブラッシング方法を確認し，経過を観察していく必要があります．

　3⌋，⌊3 の根尖方向2/3は開窓（fenestration）の状態で，唇側に歯槽骨による支持がないため，いまある唇側歯頸部の歯槽骨を守っていくことが非常に重要になります．ていねいなブラッシングを意識し，「歯槽骨を守る」というモチベーションを維持することが大切です（図8）.

金子歯科医院では こう考えます 「クリーピングしすぎることによる弊害」

　本症例から，症例によってはクリーピングしすぎても清掃性が不良になり，歯肉の健康を保つことが難しくなることがわかります．萌出したばかりの歯とは違い，歯頸部にくさび状欠損がある場合，生理的な辺縁歯肉の位置はくさび状欠損より根尖側の位置と考えられます．
　長期間にわたり通院してブラッシングをよく理解している患者さんだからこそ，歯科衛生士の意図を理解して指示どおりにブラッシングができたことで歯肉が改善したと考えています．

Case 2

初　診：1994 年 4 月（初診時 33 歳，男性）
　　　　経過 19 年
主　訴：右上の奥歯（ 6 ）が 1 カ月前から痛い

全身的既往歴：特記事項なし
喫　煙：1 日 10 本（16 歳より喫煙）
注目部位：3 唇側歯肉

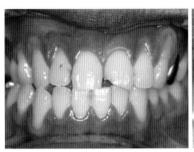
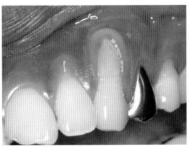

図 9　初診時（1994 年 4 月）
3 の唇側には，不適合なレジン充塡が施されていた

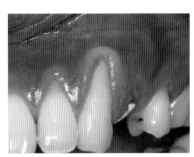

図 10　3 唇側のレジン充塡を修正した
（1994 年 6 月）

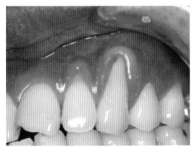

図 11　初診から 6 カ月後（1994 年 10
　　　月）

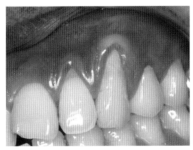

図 12　初診から約 1 年後（1995 年 6 月）
唇側辺縁歯肉の発赤は増したが，クリー
ピングしはじめた

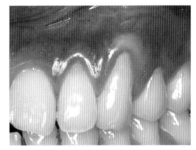

図 13　初診から約 2 年後（1996 年 6 月）
辺縁歯肉の発赤とフェストゥーンが改善
してきた

歯肉の観察とアドバイス

　この患者さんの歯肉は厚く，喫煙者特有の線維性の硬い歯肉が特徴的でした．3 の唇側に不適合（オーバー）なレジン充塡が施されていて，辺縁歯肉は根尖近くまで退縮していました（図 9）．患者さんは，力を入れて磨くのはよくないと知っていましたが，"磨いた気がしない"と，市販の硬めの歯ブラシを使い，歯肉方向に毛先を向けて横磨きしていました．

　露出した根面は齲蝕になりやすいため，ブラッシングによる唇側辺縁歯肉のクリーピングを期待することにし

ましたが，まずはクリーピングの妨げになるオーバーなレジン充塡を再充塡して可及的に研磨しました（図 10）．

　ブラッシングでは，歯肉に当たってもダメージの少ない軟毛のルシェロ歯ブラシ OP-10（ジーシー，図 2-①）を処方し，毛先を辺縁歯肉に当てないように歯冠方向へ向けて，弱いブラッシング圧で"掃き掃除"の感覚でやさしくブラッシングしてもらいました（図 2）．

経過（図 11～17）

　結果，初診から約 1 年後に歯肉がクリーピングしはじめ（図 12），2 年後には辺縁歯肉の発赤とフェストゥー

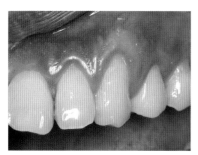

図14 初診から4年後（1998年3月）
さらにクリーピングしてきた

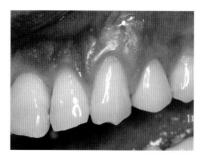

図15 初診から9年後（2003年6月）
安定した辺縁歯肉に改善してきた

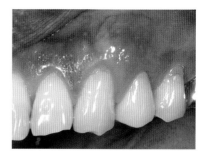

図16 初診から13年後（2007年9月）
歯肉辺縁ラインが両隣在歯とほぼ同じ高さにそろい，ブラッシングしやすい環境が整った

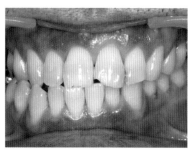
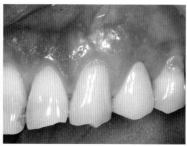

図17 初診から19年後（2013年6月）
良好な歯周環境が維持されているが，禁煙には踏み切れておらず，今後の課題となっている

ンが改善，9年後には安定した辺縁歯肉に改善してきました（図15）．19年後の現在も良好な歯周環境を維持しています（図17）．

金子歯科医院では こう考えます 「線維性の硬い歯肉とクリーピング」

線維性の硬い歯肉は反応が遅く，治癒に時間はかかりますが，歯肉が退縮してしまった原因（ブラッシング方法，不適合充填物など）を取り除くことができれば，クリーピングが期待できます（図12〜17）．患者さんを焦らせることなく，根気よく経過を追うことが重要です．

歯肉の性状や患者さんのブラッシングテクニックによって差がありますが，臨床実感としては，1〜2年で目に見える反応が現れ，10年前後で許容できる位置までクリーピングするように感じています．また，歯間乳頭から唇側辺縁歯肉までの距離が長いほどクリーピングしやすいともいえます（下図）．

クリーピングによってせりあがった歯肉は，ブラッシング方法を誤れば再び退縮しますので，メインテナンスでの来院時には，必ず磨き方の確認をする必要があります．

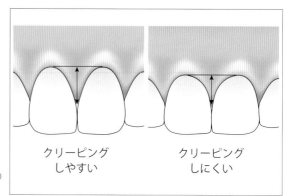

クリーピング
しやすい

クリーピング
しにくい

▶歯間乳頭から唇側辺縁歯肉までの距離とクリーピングのしやすさ

金子歯科医院では **こう考えます** 「当院でのプラークコントロールに対する基本的な考え方」

1) 具体的なブラッシング方法

軟らかく，コシのある毛の歯ブラシを使用して，毛先を歯面に直角に当て，毛先を歯間部に挿入して小刻みに振動させてブラッシングします．プラークを確実に除去し，かつ歯肉を傷つけないように，決して毛先を辺縁歯肉に押しつけないことが重要です（①②）．

加齢とともに多くの患者さんで辺縁歯肉は退縮します．治療後のメインテナンスが長期になるほど，唾液量の減少や歯肉退縮が重なることで根面齲蝕が発生しやすいため，辺縁歯肉のレベルをできるだけ維持し，ブラッシングによる歯肉退縮を最小限に抑えることが重要と考えています．

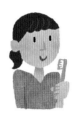

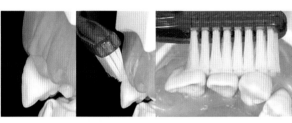

① 前歯部への歯ブラシの当て方

② 臼歯部への歯ブラシの当て方

2) 使用器具

セルフケアでのブラッシングは，患者さんが継続しやすいように，ブラッシング方法を単純化します．まずは，歯ブラシ 1 本とデンタルフロスでのプラークコントロールの可能性に挑戦します（③）．どうしても磨けない部位には，補助清掃用具（歯間ブラシ，タフトブラシ，フロスなど）で補足しますが（④⑤），歯間乳頭部歯肉を潰してしまうため，できるだけ歯間ブラシの使用は避けます．

インプラント周囲では，歯ブラシに加えてスーパーフロス（サンデンタル）や X フロス（マイクロテック）を使用して歯肉縁下のプラークコントロールを行います（⑥）．

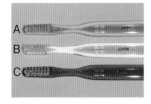
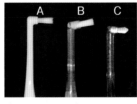
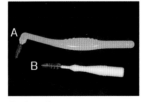
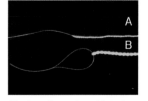

③ 患者さんにお勧めしている歯ブラシ・バトラー（サンスター）
A：#222，B：#244，C：#233

④ ワンタフトブラシ
A：DENT EX onetuft（ライオン歯科材），B：インプロ S（オーラルケア），C：オーソワン（オーラルケア）

⑤ 歯間ブラシ
A：ルミデント iP（ヘレウスクルツァー），B：デンタルピック（サンヨーハピックス）

⑥ インプラントに使用するフロス
A：スーパーフロス（サンデンタル），B：X フロス（マイクロテック）

5）歯間乳頭の変化

　歯間乳頭の歯肉は，歯間の距離と歯槽骨の高さによっ
て生理的な形態が決まります．加齢や歯周疾患の進行に
よって歯槽骨が吸収すると，骨を覆っている歯肉も下が
り，下部鼓形空隙が空いてきますから，歯間乳頭部歯肉
の形態は一様ではありません．患者さんごとの歯周組織
の環境によって，さまざまな生理的な形態があります．

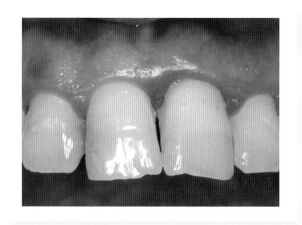

Case

初　診：	1999 年 5 月（初診時 37 歳，男性）
	経過 14 年
主　訴：	右下の奥歯（7）が痛くて噛めない
全身的既往歴：	特記事項なし
喫　煙：	初診時 1 日 10 本（初診時に喫煙の害につ

	いて説明し，2 週間後から禁煙を開始し継
	続している）
診　断：	広汎型重度慢性歯周炎
注目部位：	上顎前歯部

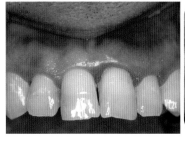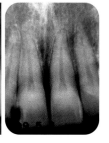

図 1　初診時（1999 年 5 月）
歯肉縁上にはプラークが目立ち，BOP（＋）100%．PPD 7
mm 以上の部位も多かった．歯間乳頭部は著しく発赤，腫脹
していた

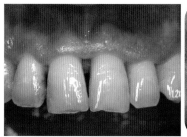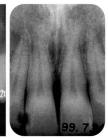

図 2　SRP から 1 カ月後（1999 年 7 月）
SRP 時は歯肉溝上皮を傷つけないよう留意し，歯間部歯肉の
クレーター状陥没を最小限に留めた

歯肉の観察とアドバイス

　初診時，1，1 の歯間乳頭部は発赤・腫脹し，歯頸部
や歯間部には毛先が届かずプラークが残っていました
（図 1）．患者さんは，「歯磨きは，歯の表面をキレイにし
て口のにおいを消すイメージ」とおっしゃっており，大
きなヘッドの歯ブラシに歯磨剤をたっぷりつけて，歯の
表面を短時間でザッと擦っていました．炎症が強い歯肉
では，歯肉退縮のリスクがありますが，ブラッシングに
よる炎症のコントロールを行うと同時に，必要以上に歯
肉溝上皮を傷つけないように注意深く SRP を行うこと
で，SRP 後の歯肉の陥没を最小限に抑えることができま
した（図 2）．

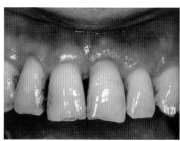
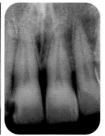

図3 SRPから9カ月後（2000年4月）
この時点で安易に歯間ブラシを使用しないことが重要

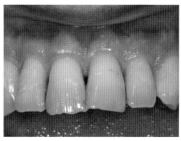
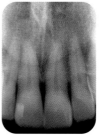

図4 SRPから約8年後（2007年7月）
この患者さんの歯周組織の環境での，理想的な歯間乳頭の形態になった

経過

歯ブラシで歯間乳頭部を押さえつけないように注意しながらプラークコントロールを行い，歯ブラシが届かないところの清掃はデンタルフロスで補います．歯間ブラシは適切に用いないと歯肉の回復を妨げてしまうため使用せず，時間をかけてゆっくり自然な形態に回復させました（**図3，4**）．現在の歯間乳頭部歯肉は，この患者さんにとって理想的な形態と考えています（**図5**）．

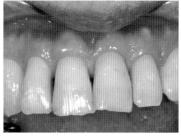
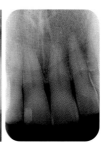

図5 SRPから約14年後（2013年6月）
自然な形態の歯間乳頭が維持されている

金子歯科医院では こう考えます 「歯間乳頭部への補助清掃用具の使用」

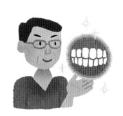

金子歯科医院の基本的な考えは「自然が一番」であり，これは歯肉についても同じです．歯肉は毎日のプラークコントロールの方法によって，良くも悪くも変化します．"歯ブラシ1本でプラークコントロールする"を基本に，シンプルなブラッシングの可能性を検討します．

歯槽骨の吸収が大きい，あるいは歯根が近接しているなど，歯間乳頭部の環境によって歯ブラシのみでのプラークコントロールが難しい場合には，デンタルフロスや歯間ブラシなど，最小限の補助清掃用具を追加します．歯間部の補助清掃用具には，デンタルフロス，歯間ブラシ，タフトブラシなどがありますが，その患者さんにとっての自然な歯間乳頭の形態を獲得できるように，患者さんのブラッシングテクニックや性格などを観察しながら，時間をかけて最適な補助清掃用具を選択します．

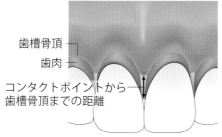

歯槽骨頂
歯肉
コンタクトポイントから
歯槽骨頂までの距離

コンタクトポイントから歯槽骨頂までの距離	歯間乳頭の発現率
5 mm 以下	100%
5 mm	98%
6 mm	56%
7 mm	27%

▲コンタクトポイントから歯槽骨頂までの距離と歯間乳頭の発現率
(Tarnow DP, Magner AW, Fletcher P : The effect of the distance from the contact point to the crest of bone on the presence or absence of the interproximal dental papilla. *J Periodontol.* **63** (12) : 995-996, 1992.)

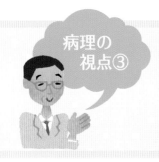

クリーピングはなぜ起こるの？

東京歯科大学名誉教授　下野正基

クリーピングアタッチメント

　クリーピングの "クリープ（creep）" とは，「這う」という意味です．歯肉の細胞が赤ちゃんのように「はいはい」をして動く姿をイメージするとわかりやすいかもしれません．

　臨床的には，炎症によって下がった（退縮した）歯肉縁が元の位置（歯冠方向）へ「這う」ように徐々に移動する現象をいい，遊離歯肉弁移植，歯周ポケット掻爬，SRP などの処置の後にみられます．このような，クリーピングアタッチメント（退縮歯肉の修復性変化）が起こるには 3 つの条件が必要である，と考えられます．

3 つの条件

　まず第一の条件は，退縮歯肉や移植歯肉弁の歯根表面に長い付着上皮が形成され，その長い付着上皮が短くなること（短小化）です（**図 1**）．長い付着上皮が歯根の表面を「這う」ように移動して短小化するために，ラミニンとインテグリンという接着性タンパクが深くかかわっています（これと同時に，長い付着上皮による上皮性付着は結合組織性の付着に変化していると考えられます）．

　第二の条件は，細胞質に豊富なアクチンフィラメント*をもつ筋線維芽細胞が歯肉組織内に存在することです．筋肉とは関係のない線維芽細胞でも，細胞内にたくさん

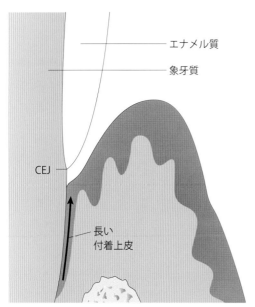

図 1　長い付着上皮の短小化
長い付着上皮は，炎症がなければ，時間の経過に伴って短くなる．クリーピングアタッチメントが起こるためには長い付着上皮が短小化し，歯頸側へ移動する必要がある[2]

エナメル質

象牙質

CEJ

長い
付着上皮

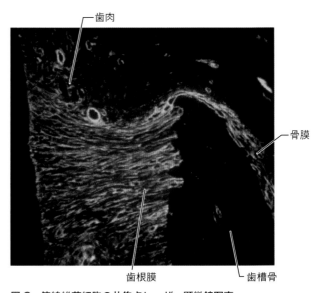

歯肉

骨膜

歯根膜

歯槽骨

図 2　筋線維芽細胞の共焦点レーザー顕微鏡写真
緑色に染まっている部分は豊富なアクチン線維をもつ筋線維芽細胞が存在することを示す．歯根膜や骨膜のみならず，歯肉組織にも筋線維芽細胞が認められる[2]

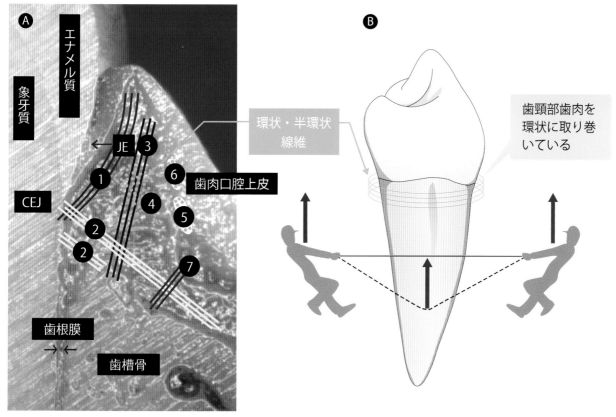

図3 クリーピングアタッチメントと環状・半環状線維[2]
A：歯槽上線維装置
① 歯-歯肉線維，② 歯-骨膜線維，③ 歯槽-歯肉線維，④ 環状・半環状線維，⑤ 歯肉間線維，⑥ 乳頭間線維，⑦ 骨膜-歯肉線維
B：クリーピングアタッチメントが起こるためには，歯槽上線維群のうちの環状・半環状線維が増加して，ハンモック状の「つり上げ効果」を示すことが必要と考えられる[1]

のアクチンフィラメントを作る細胞があり，筋線維芽細胞とよばれています（**図2**）．この細胞が，歯槽上線維群の走行と平行に配列してたくさんのアクチンフィラメントによって収縮すれば，歯肉は歯冠側へ移動できるのです．

　第三の条件は，歯肉縁のコラーゲン線維（具体的には歯槽上線維群のうちの環状・半環状線維）が増加してハンモック状の"つり上げ効果"を示すことです（**図3**）．

　これら3つの条件が整えば，クリーピングアタッチメントは起きると考えられます[2,4]．また，歯肉に傷害を与えない程度の刺激でブラッシングを行い，プラークを除去できれば，同時に歯肉組織が活性化されるものと思われます．

*アクチンフィラメント：球状タンパク質であるアクチン分子が結合して線維を形成している状態のもの．アクチンはお互いに結合して長い線維を形成し，細胞骨格の形成，細胞の運動などにおいて重要な機能をはたす

歯肉の色の変化

長野県大町市・金子歯科医院　金子　至（歯科医師）

　歯肉の色は，目で見て確認できるのでその変化はわかりやすいといえますが，見過ごさないように注意深く観察することが必要です．同じ炎症でも，根面の汚染によるもの，補綴物が生物学的幅径を侵したことによるものなど，その原因はさまざまです．また，喫煙によるメラニン沈着も歯肉の着色の原因となります．歯肉の色の変化の原因を探り，その原因に応じた対応を考えることが重要です．
　ここでは，それぞれの症例を提示し，歯肉の色がどのように変化するのかを解説します．

1）根面の汚染による炎症

　歯周環境が悪化すると，歯の周囲にプラークが増え，この状態を放置していると，プラーク中の細菌によってバイオフィルムが形成されます．そして，このなかで活動する細菌の出す毒素によって炎症が増悪し，付着が破壊され，歯槽骨の吸収や歯肉退縮へとつながり，歯周病が進行していきます．
　根面に付着した感染性付着物（プラークや歯石など）を感染セメント質とともに除去し，根面を平滑化して汚染されにくい環境をつくることは，歯周治療の基本でありもっとも重要な治療です．

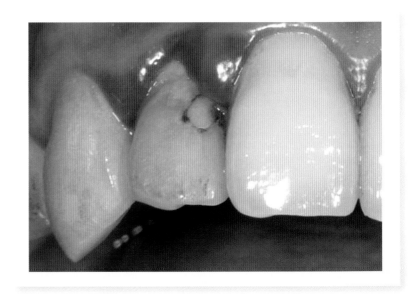

Case

初　診	：2007年6月（初診時33歳，男性）	全身的既往歴	：特記事項なし
	経過6年	歯科的既往歴	：中学時代に歯科矯正治療の経験あり
主　訴	：ブラッシング時に上の前歯の歯ぐきから出血する	喫　煙	：なし
		注目部位	：3+3

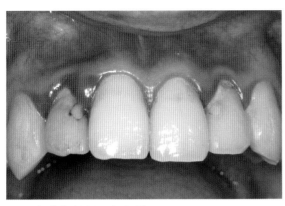
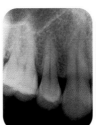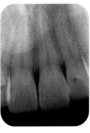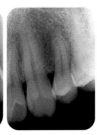

大きな骨欠損はみられない

B	4	2	4	4	4	3	4	2	2	3	3	4	4	1	3	4	2	5
P	4	3	3	3	3	4	4	2	2	3	3	3	3	2	3	3	3	5
		3			2			1			1			2			3	

図1　初診時（2007年6月）
上顎前歯歯間乳頭部に強い炎症が認められる

図2　根面に付着していたボンディング材

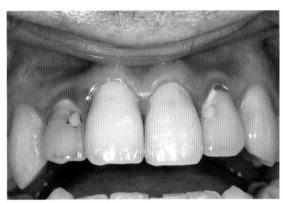

図3　SRP から 10 日後
根面の汚染物質を除去すると，歯間乳頭部歯肉の腫脹が改善
してきた

歯肉の観察と根面の確認

　初診時，2| の歯間乳頭部を中心に上顎前歯部の辺縁
歯肉に著しい炎症が認められました．X線写真では，大
きな歯槽骨の欠損は認められませんでしたが（図1），プ
ローブで確認すると，歯周ポケット内の根面には，中学
時代に受けた歯科矯正治療時のものと思われるボンディ
ング材が多量に付着していました（図2）．

　患者さんは，歯ブラシが歯肉に触れると出血し痛みが
あるため，歯頸部の歯肉に触れないようにブラッシング
をしていました．

　根面に付着物が認められたため，歯肉の炎症を改善す
るには，この付着物の除去が最優先であると判断し，ま
ずは根面の付着物の除去を目的とした SRP を行いまし
た．

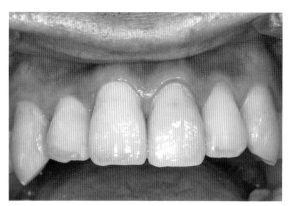

① SRP から 3 カ月後（2007 年 9 月）
歯肉の炎症はほぼ消退したが，まだ安定していない

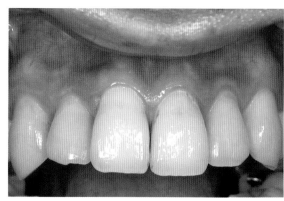

② SRP から約 2 年後（2009 年 5 月）
歯肉の炎症は改善したが，歯間乳頭部歯肉の形態が安定していない

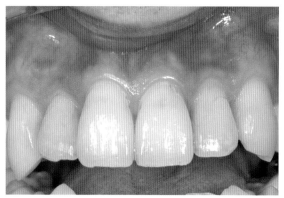

③ SRP から 5 年後（2013 年 10 月）
歯間乳頭部の形態も安定し，良好な状態を維持している

図 4 　3┼3 の歯肉の変化

ブラッシングのアドバイスと経過

　根面の付着物除去後，さらに炎症を消退させるため歯ブラシの毛先を歯冠側に向けて斜めに傾け，唇側辺縁歯肉にも毛先が軽く触れるようにブラッシング指導をしました．

　結果，SRP から 10 日後には歯肉の腫脹に改善がみられ（**図 3**），3 カ月後には炎症はほぼ消退しました（**図 4-①**）．歯肉縁上・縁下のプラークコントロールを行い，原因が除去されれば歯肉の炎症は改善することがよくわかります（**図 4-②，③**）．

金子歯科医院では こう考えます 「歯周基本治療の効果」

　深い歯周ポケットが存在しても，器具のアクセスが可能であれば，歯周外科治療を行わなくとも歯周基本治療で炎症を改善し，安定した状態を維持することができます．
　特に単根歯の場合には，歯周基本治療のみで歯肉の炎症を改善することが難しくないため，これを新人歯科衛生士の教育目標にしています．

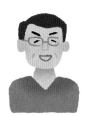

2） 歯肉の急性炎症と歯の移動

　歯周病は慢性疾患のため徐々に病態が進行し，歯肉の表面に急激な症状が現れることは少ないのですが，睡眠不足や過労などで身体の抵抗力が低下しているときや，深い歯周ポケットや根分岐部病変を伴う歯に咬合性外傷が加わると，強い痛みと歯肉の腫れや発赤を伴う急性炎症を発症することがあります．

　急性炎症を発症した部位の歯槽骨は急激に吸収が進み，それに伴い歯は移動し，早期接触による共同破壊でさらに歯周病が進行する可能性があるので，早期の対応が求められます．

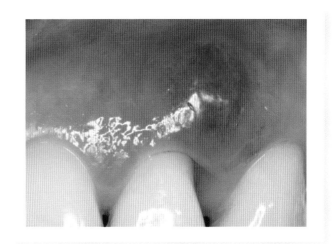

Case

初　診：2001 年 5 月（初診時 44 歳，女性）	全身的既往歴：特記事項なし
経過 12 年	喫　煙：なし
主　訴：左上前歯の歯肉が腫れた	注目部位：⌐2

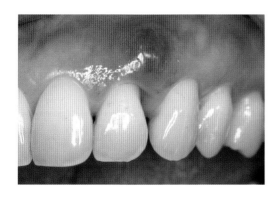 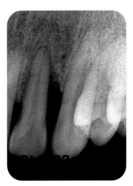

B		10 7 5	3 2 5	3 2 3	3 2 3	3 2 5	6 2 4	4 2 2	2 2 2	3 5 10	4 2 2	3 2 3	3 2 2	4 3 4	4 3 5	
P		7 5 4	3 2 4	4 2 4	4 2 5	3 3 6	7 5 4	3 3 3	3 3 3	3 10 12	4 3 3	3 3 4	3 2 4	4 8 4	3 3 4	
	8	7	6	5	4	3	2	1	1	2	3	4	5	6	7	8
	8	7	6	5	4	3	2	1	1	2	3	4	5	6	7	8
L		3 3 4	4 7 4	4 2 4	4 2 3	2 2 2	2 1 2	1 2 1 3	3 2 3	2 2 3	2 2 2	4 2 4	4 2 4	5 5 4	2 4	
B		7 3 4	3 2 3	3 2 3	3 2 3	2 2 2	3 2 3	3 2 3	3 2 3	3 2 2	2 2 2	4 2 2	4 4 4	4 5 10		

総歯数：28 歯　PPD 総数：168　出血：96（57.1%）　PPD 平均：3.4 mm
1〜3 mm：107（63.7%）　4〜6 mm：50（29.8%）　7 mm〜：11（6.5%）

図 1　初診時（2001 年 5 月）
⌐2 遠心の歯肉は発赤・腫脹し，フィステルもみられた．遠心には垂直性骨欠損が認められ，PPD は 10 〜 12 mm，BOP(+)，⌐2 3 間には歯間離開が認められた

図2 初診から約2年後（2003年7月）
歯肉の発赤・腫脹とともに遠心の垂直性骨欠損も改善したが，まだ|23 間の歯間は離開している

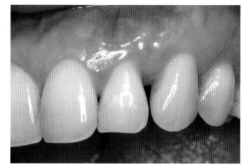
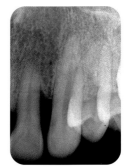

図3 初診から約12年後（2013年5月）
12年間で|2 の辺縁歯肉は遠心部で多少退縮したが，歯肉は引きしまり，安定した状態を維持している．遠心の歯槽骨も安定し，|23 間の歯間離開も改善した

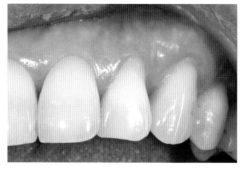
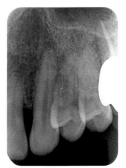

歯肉の観察と対応

初診時，|2 遠心の歯肉が発赤，腫脹し，フィステルが認められます．|2 遠心隣接面のコンタクトは離開し，遠心に大きな垂直性骨欠損が認められました（**図1**）．この方は，他院でバス法を指導されたことがあるとのことでしたが，市販のドーム型の硬めの歯ブラシを使ってガシャガシャと大きなストロークで，せっかちにブラッシングをしていました．

歯周基本治療には，高いプロービング力と的確なキュレット操作が不可欠です．そのためにも，X線写真を参考に，骨欠損や根面の形態，根面の付着物の状態を注意深く読み取ることが大切です．SRPの成否が，その後の歯肉の反応に直接影響するため，ワンストロークごとにプローブで根面を慎重に確認しながら進めます．

経過

歯周基本治療により歯周ポケット内の歯石やプラークなどが除去できれば，歯肉の炎症や骨欠損は確実に改善していきます（**図2**）．歯肉縁下の根面に歯石やプラークなどが存在すると，生体はさまざまな反応をみせます．歯の移動もその1つで，原因であるプラークや歯石を取り除くと，歯は安定した位置に移動します．|2 唇側の辺縁歯肉は多少退縮しましたが，遠心の歯槽骨は安定し，|23 の歯間離開も改善しコンタクトが回復しました（**図3**）．

金子歯科医院では こう考えます 「急性炎症は歯周治療介入のチャンス！」

急性炎症時は，痛みや機能障害を経験して危機感が高まっているので，歯周治療介入の好機と考えています．

まずは消炎処置を行いますが，痛みや腫れが一時的に収まっても急性炎症の原因である歯石やプラークなどを取り除かなければ必ず再発すること，歯周治療やその後のメインテナンスの必要性を伝えることが重要です．

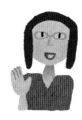

3）生物学的幅径を侵したことによる歯肉の炎症

生物学的幅径とは，ポケット底から歯槽骨頂までの歯肉の幅（約2mm）のことで，歯槽骨頂上に少なくともこの幅以上の健全な歯質がないと，歯周組織の破壊が起こるとされています（☞ **p.43，病理の視点④「生物学的幅径を侵すことでなぜ炎症が起こるの？」参照**）.

生物学的幅径を侵したことによる炎症は，ブラッシングでは治らないため，炎症の原因を見極めたうえで，患者さんの同意が得られれば，歯周外科治療と再補綴治療を行います.

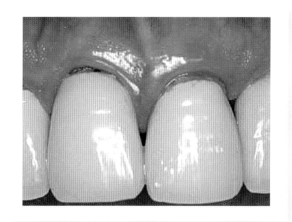

Case

初　診：1997年10月（初診時37歳，女性）経過17年	全身的既往歴：特記事項なし
主　訴：左上の金属が取れた	喫　煙：なし

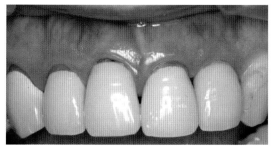

図1　初診時（1997年10月）
プラークコントロールが良好にもかかわらず，上顎前歯部辺縁歯肉は暗赤色で炎症がみられる

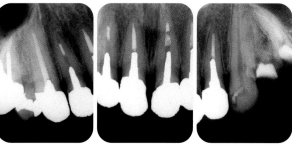

B	2 2 2	2 1 1	2 2 2	2 2 2	2 2 2	2 2 3
P	3 3 3	3 2 2	3 3 3	3 3 3	2 2 2	3 3 2
	3	2	1	1	2	3

歯肉とブラッシング方法の観察

初診時，プラークコントロールは良好でしたが，上顎前歯部の補綴物装着部位の唇側辺縁歯肉は暗赤色で，炎症が認められました（**図1**）.患者さんは，他院でブラッシング指導を受けた経験があり，軟らかめの歯ブラシを使用して，歯頸部や歯間部まで，時間をかけてていねいにブラッシングしていました.この炎症は，補綴治療の際に歯肉縁下深くまで歯質が削除され，生物学的幅径が

B	2 2 2	2 2 2	2 2 2	2 2 2	2 2 2	2 2 2
P	2 2 2	2 2 2	2 2 2	2 2 2	2 1 2	2 2 2
	3	2	1	1	2	3

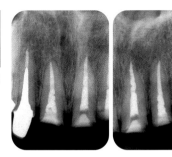

図2 歯周基本治療後の再評価時（1999年12月）

図3 歯周外科処置を行い生物学的幅径を回復した（2000年7月）
① 術前，② 術後
特に，隣接面は歯肉縁下深くまで歯質が削除され，生物学的幅径が侵されていたため，歯槽骨を整形して生物学的幅径を確保した

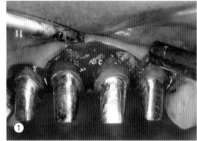
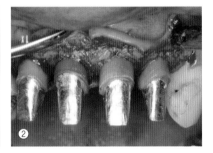

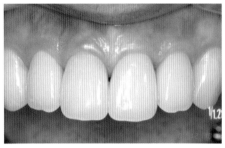
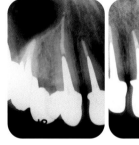
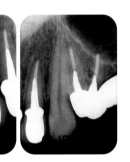

図4 補綴治療終了時（2001年12月）
プラークコントロールがしやすくなり，良好な歯周環境に改善した

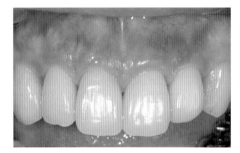
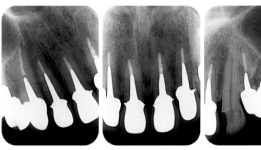

図5 初診から16年，補綴治療から12年後（2013年6月）
歯間乳頭の形も整い，歯肉は良好な状態を維持している

侵されたことが原因と考え，歯周基本治療の後に生物学的幅径を回復するための歯周外科処置を行いました（図2，3）.

経過

歯周組織と補綴物が調和したことで歯肉は安定し，補綴治療後12年が経過した現在も良好な歯周環境を維持しています（図4，5）.

金子歯科医院では **こう考えます** 「生物学的幅径について」

　プラークコントロールができていても，生物学的幅径が侵された補綴物の周囲歯肉は，ポテッと腫れて，うっ血したような色（暗赤色）をしています．

　これを改善するには侵された生物学的幅径を回復するしかないのですが，経済的な理由等から再補綴治療ができない場合や，すでに付着が少ない（固有歯槽骨が少ない）場合，全身疾患に罹患していて外科処置ができない場合等には，歯肉を改善することが困難になります．

　このような場合には，歯周組織の破壊を最小限にとどめるように，正しいブラッシングを継続することで，歯周病のリスクファクターであるプラークをコントロールしていきます．

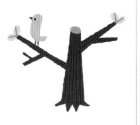

病理の
視点④

生物学的幅径を侵すことでなぜ炎症が起こるの？

東京歯科大学名誉教授　**下野正基**

　生物学的幅径は外部環境と内部環境の間の防波堤で，約1mmの上皮性付着と約1mmの結合組織性付着からできています．上皮性付着はシールする接着機構が重要です．結合組織性付着は，コラーゲン線維束による物理的な役目よりも，生体にとっては，血管結合組織としての結合組織性付着が存在することがもっと重要です．「炎症とは血管結合組織における生体防衛である」ので，血管結合組織がないと防衛反応を起こすことはできません．

　「生物学的幅径を侵す補綴物」は，補綴物と歯槽骨が近接して存在する特殊な環境をつくり，生体の防波堤を壊す人工物です．防波堤がないので敵（細菌）は少ない数でも簡単に生体内に侵入できます．しかし，生体はすぐには対応できず，まず骨を吸収して血管結合組織のためのスペースを作り，その後でやっと炎症・免疫応答が起こるのです．そのため，臨床的には，少ないプラークで

あっても，大量の骨吸収を伴う炎症が引き起こされると考えられます．

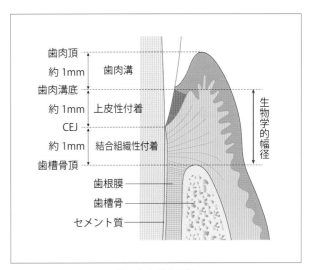

図　生物学的幅径

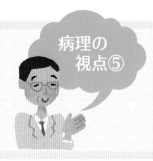

病理の
視点⑤

なぜ歯肉は赤くなったり
腫れたりするの？

東京歯科大学名誉教授　下野正基

歯肉の色と血液量

　歯肉の色は，歯肉組織内を流れる血液の量を映し出しています（**図1**）．健康な歯肉の色は，歯槽粘膜と比べると不透明ですがきれいなピンク色に見えます．このとき，組織内に入ってくる血液量（流入血量）も出ていく血液量（流出血量）も正常です．しかし，組織から流出する血液量が正常でも，組織に流入する血液量が増加（充血）すれば，歯肉は赤く見えます．また，組織への流入血量が正常でも，組織から流出する血液が減少（うっ血）すれば，歯肉は赤紫または暗赤色に見えます．組織内に流入する血液が減少したり，流出する血液が増加すると組織内の血液量は減少（虚血：局所の貧血）し，歯肉は白っぽいピンク色に見えます．

　組織への流入血量の増加（充血）は，炎症が起こっている部位に見られる現象でもあります．歯肉に炎症が起こると，付着上皮直下の歯肉血管叢に流入する血液量は10倍以上になります．その結果，歯肉血管叢の血管は

拡張し，血液が充満（充血）するので，歯肉全体が赤く見えるのです[2, 4]．

液状成分の滲出

　プラーク（起炎物質や抗原物質）が歯周組織に侵入すると，化学伝達物質（ヒスタミン，セロトニン，プロスタグランジンなど）が歯肉の毛細血管に働いて，血管透過性を亢進させます．つまり，血液成分が血管壁を通過しやすくなるのです．これにより，血液の液状成分（水液，血清，血漿）が血管の外へ出るので，液状成分が組織内に溜まってきます．組織内に溜まった液状成分がどんどん増えてくると，臨床的には歯肉の腫れ（腫脹）として認められます．これを"炎症性浮腫"といいます．歯肉に炎症が起こると，赤く腫れるのはこのためです（**図2**）．

細胞成分の滲出

　血管透過性の亢進によって，液状成分が血管外に出て

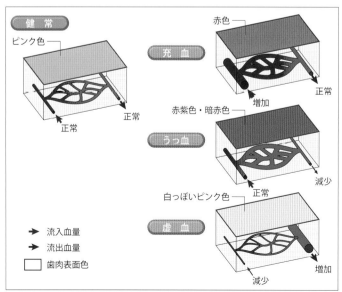

図1　血液循環と歯肉の色
歯肉は，充血があると赤色，うっ血があると赤紫色や暗赤色，虚血が起こると白っぽいピンク色にみえる[4]

（図中）
健　常
ピンク色
正常
正常

充　血
赤色
増加
正常

うっ血
赤紫色・暗赤色
正常
減少

虚　血
白っぽいピンク色
減少
増加

➡ 流入血量
➡ 流出血量
□ 歯肉表面色

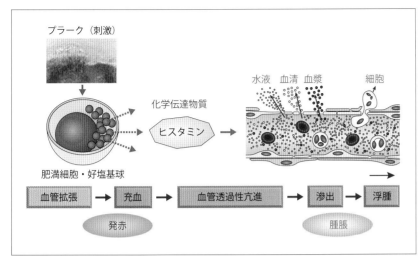

図2 滲出の機序
プラークなどによる刺激が加わると，血管拡張・充血が起こると同時にヒスタミンなどの化学伝達物質が放出される．このため，血管透過性が高まって水液，血清，血漿，細胞の順に滲出が起こり，組織に血液成分が溜まるため浮腫ができる[2]

血管内の液状成分が少なくなると，血液の粘り気（粘稠度）が増すため，血流は遅く緩やかになって，ときには血液の流れが止まってしまいます．そうなると血管透過性はさらに高まって，液状成分だけでなく細胞成分（滲出細胞）も血管外に出ます．この現象を「滲出」といいます．最初に血管の外に出てくるのは好中球で，次にマクロファージが滲出してきます．このような「滲出」は炎症のもっとも基本的な変化といえます[2, 4]．

Column 歯肉の血管と臨床像

　歯肉に分布する血液は，歯根膜，歯槽骨，口腔粘膜の3つの組織から供給されています．このうち，歯根膜からの血管の枝は分かれたりくっついたり（分岐・吻合）した後，付着上皮のすぐ下で，歯頸部を取り囲むように複雑な網目構造（ネットワーク）を作ります．これが「歯肉血管叢」です（**図a-A**）．

　歯肉血管叢は「籠」のような形をして薄いネット構造の血管が歯を取り巻くように配列しています．通常の組織切片で観察すると小さな血管の断面としてみられるにすぎませんが，歯肉の表面がみられるように角度を変えてみると，非常に複雑な血管が密集したネットワークとして観察できるのです（**図a-B**）．

　臨床的には，プラークコントロールが不十分な場合，歯肉縁に沿って帯状の発赤がしばしばみられるのは，この歯肉血管叢の血管が拡張し，流入する血液が増加するためです．また，初診時にスケーリングなどによってプラークを除去すると，1週間後には歯肉の赤い色（発赤）がピンク色に変わっていることがあります．これは炎症によって拡張・充血した歯肉血管網の血管がプラーク除去に反応して，正常な血流量に戻った状態を「歯肉の色」として外から観察しているためと考えられます[2, 4]．

図a 歯肉血管叢
A：歯根膜を通ってきた血管は付着上皮のすぐ下で，複雑な網目構造を作り，籠のように歯頸部を取り囲む[2]
B：Aの青枠部に相当する，歯肉血管の網目構造は非常に複雑であることがわかる．このような血管の状態を外から透過して見ているのが歯肉の色（丸の中）である[2]

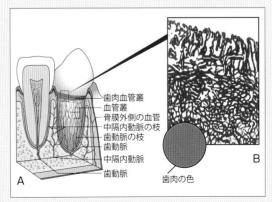

歯肉血管叢
血管叢
骨膜外側の血管
中隔内動脈の枝
歯動脈の枝
歯動脈
中隔内動脈
歯動脈
歯肉の色

4) 禁煙によるメラニン沈着の改善

　喫煙は歯周病の環境因子からみた最大のリスクファクターです．喫煙者は非喫煙者に比べて 2～8 倍，歯周病に罹患しやすいといわれていますが，それだけでなく，喫煙は歯周病の治癒も遅延させます．歯周治療の効果を高めるうえで，歯科医院での禁煙支援は重要です．

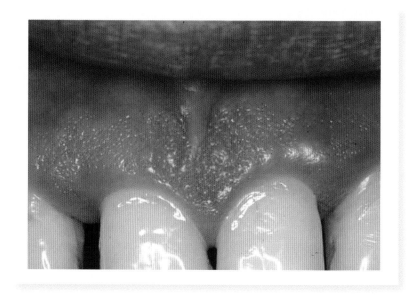

Case1

初　診：1988 年 12 月（初診時 44 歳，女性）
　　　　経過 25 年
主　訴：左上の奥歯（⎿7）が噛むと痛い
全身的既往歴：特記事項なし

喫　煙：10 年前より 1 日 10 本程度
注目部位：3+3，3+3（喫煙によるメラニンの
　　　　　　　沈着と線維性歯肉）

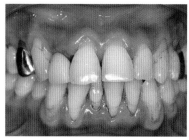 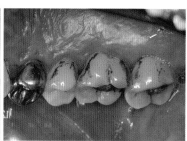

図 1　初診時（1988 年 12 月）
歯肉には，メラニンの沈着が認められた

歯肉の観察と禁煙支援

　この患者さんは，初診時 1 日 10 本程度の喫煙習慣があり，歯面にはヤニが付着し，歯肉の線維化やメラニンの沈着が認められました（**図1**, ☞ **p.52，病理の視点⑥「喫煙による歯肉の角化とメラニン沈着のメカニズム」**参照）．治療当初からニコチンパッチやニコチンガムを勧めるなど禁煙支援を行いましたが，なかなか禁煙に踏み切れずにいました．

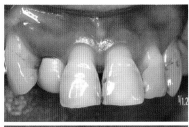
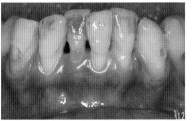

図2　初診から約10年
　　　後の禁煙開始直前
　　　（1997年8月）

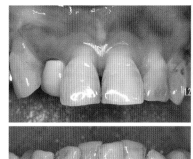
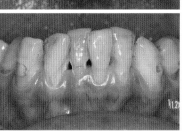

図3　禁煙から約2年
　　　後（1999年10
　　　月）
メラニンの沈着が薄く
なってきた

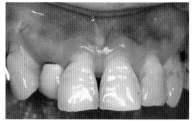
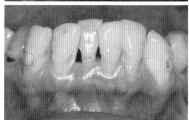

図4　禁煙から約6年後（2003年11月）

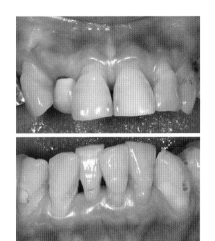

図5　禁煙から約9年後（2006年4月）

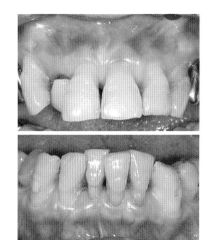

図6　初診から約25年，禁煙から約16
　　　年後（2013年6月）
歯肉は軟らかく変化し，メラニン沈着が
大幅に薄くなった

経過

　通院して10年が経過したころ，購入した車に灰皿や
ライターがついていなかったことをきっかけに，患者さ
んが自ら禁煙を決断しました（図2）．禁煙から2年が
経過すると，歯肉のメラニン沈着が薄くなり，口唇の色
もピンク色に変化してきました（図3）．

　禁煙してからの経過が長くなるにしたがって，メラニ
ン沈着は薄くなり（図4，5），16年経過した現在では
ゴツゴツしていた線維性の歯肉も軟らかく変化し，メラ
ニン沈着もまったく気にならなくなりました（図6）．

　このように，禁煙によって歯肉へのメラニン沈着が薄
くなることがあるため，歯肉の色の改善を禁煙へのモチ
ベーションにして，粘り強く接していくことも大切です．

Case2

初　診：	1988年2月（初診時36歳，男性）	喫　煙：	18年間1日30本程度
	経過26年	注目部位：	上顎前歯部（喫煙によるメラニンの沈着
主　訴：	歯周病の治療をしたい		と線維性歯肉）
全身的既往歴：	特記事項なし		

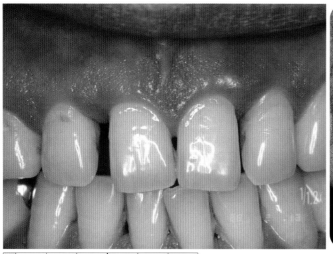 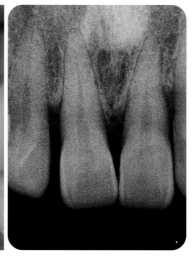

B	2 2 5	2 2 4	4 1 3	5 1 5	5 1 2	5 1 2
P	3 3 4	3 2 4	4 2 4	2 5 5	6 3 5	3 2 3
	3	2	1	1	2	3

図7　初診時（1988年2月）
喫煙者特有の線維化した歯肉で，歯周病が進行していた

歯肉の観察と禁煙支援

　初診時，上顎前歯部は炎症が表面に現れにくい線維性の歯肉で，スティップリングも認められました．上顎前歯には根の1/3程度の歯槽骨吸収があり，PPDは最深部で5mm，BOP（＋）で，排膿も認められました（**図7**）.

　禁煙は，初診から約4年後の1992年6月からです（**図8**）．メインテナンスのたびに喫煙による歯周病進行のリスクについて伝え，禁煙決断のタイミングをみてきましたが，転勤が決まりしばらく歯科医院に来院できな

い不安から，当院に来院している職場の仲間とともに励まし合いながら禁煙に成功したそうです.

経過（図9，10）

　禁煙して6年が経過すると，歯肉のメラニンの沈着はずいぶん薄くなってきましたが，まだ線維性のゴツゴツ感が残っています（**図9**）．しかし，禁煙して15年経過するころから，軟らかで健康的な歯肉に変わり，禁煙から22年が経過した現在もその状態を維持しています（**図10**）.

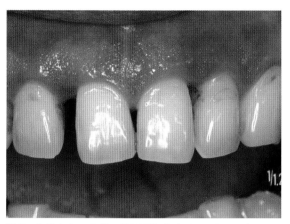

図8　初診から4年後の禁煙開始時（1992年6月）

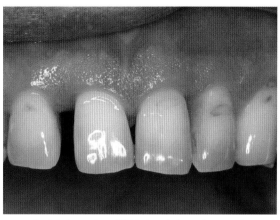

図9　初診から10年，禁煙から6年経過（1998年2月）
歯肉のメラニンの沈着はずいぶん薄くなってきたが，まだ線維性のゴツゴツ感が残っている

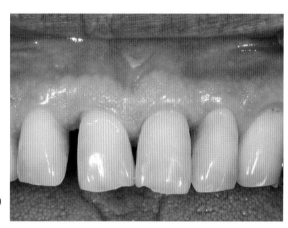

図10　初診から26年，禁煙から22年経過（2014年2月）
軟らかで健康的な歯肉に改善した

金子歯科医院では こう考えます 「粘り強い禁煙支援を！」

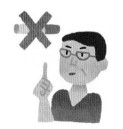

　喫煙は歯周病のリスクファクターですから，歯科治療にはプラークコントロールや生活習慣の改善とともに，禁煙支援が不可欠となります．

　しかしながら，喫煙をはじめとする患者さんの生活習慣を変えることは容易ではありません．すぐに実行できなくても，機会があるたびに禁煙支援を行えば，ちょっとしたきっかけで患者さんが変わることがあります．歯科医院側の思いどおりにならないからといってすぐに諦めるのではなく，粘り強く接していくことが大切です．

　歯科医院は，歯周治療とその後のメインテナンスで患者さんが長期的に通院してくれるので，継続的な禁煙支援がしやすいという利点があります．

5) 薬剤による歯肉のメラニン沈着の改善

禁煙することで，歯肉へのメラニン沈着は，多くの症例で改善します．当院では，喫煙者全員に禁煙の必要性をお話しますが，歯科医院への来院は禁煙を目的としていないため，すぐに禁煙に踏み切れる患者さんは少ないのが現状です．

そこで，歯肉へのメラニン沈着を気にしている喫煙者の場合には，その改善を1つのきっかけとして禁煙に結びつけることが有効と考えています．

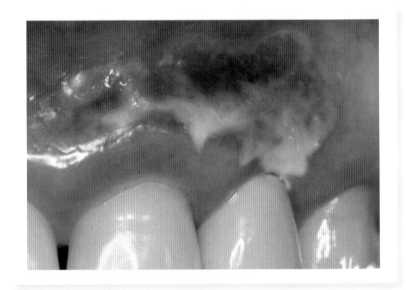

Case

初　診：	1998年1月（初診時47歳，女性）経過15年	全身的既往歴：	特記事項なし
		喫煙歴：	1日10本28年間
主　訴：	左上の奥歯が噛むと痛い	注目部位：	上顎前歯部歯肉

歯肉の観察と治療

この患者さんは，28年間喫煙している方で，上顎前歯部の歯肉に強いメラニン沈着を認めました（**図1**）．初診から3年後，「歯肉の色をきれいにしたい」との訴えを機会に禁煙を開始，同時にフェノール・アルコール法による歯肉のブリーチングを行いました（**図2**）．

経過

歯肉のメラニン沈着は喫煙だけが原因ではありませんが，着色を気にしているこの機会が禁煙の絶好のチャンスと考えました．

その後，ご主人も当院へ来院するようになったことをきっかけに禁煙をスタート．ブリーチング後の「きれいになった歯肉を黒い歯肉に戻さない」を合い言葉に，家族も巻き込みながら禁煙支援を行いました．

ブリーチングから12年経過した現在も禁煙は継続しており，メラニンの再沈着は起こっていません（**図3**）．

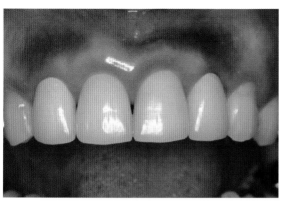

図1 初診時（1998年1月）
歯肉に強いメラニン沈着を認める

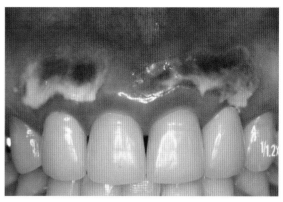

図2 初診から3年7カ月後（2001年8月）
歯肉のブリーチングを機会に禁煙を開始した

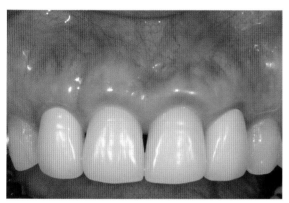

図3 初診から約16年後（2013年10月）
歯肉のブリーチングから約12年経過．メラニンの再沈着は
起こっていない

図4 金子歯科医院の禁煙5カ条
著者自身の数回にわたる禁煙挑戦の経験から生
まれた成功のポイントをまとめたもの

「禁煙」成功への5ヵ条

金子歯科医院

20　．．

　　　　　　様

1）まず1週間が勝負です
　→ タバコを勧められる事があるため、周りの人に内緒で
　　始める
　　1週間禁煙できれば50%は成功です
　　最初の1週間は全てに優先しましょう
2）満腹になるまで食べない
　→ できるだけ早く帰宅し、外食を控える
3）アルコールを控える
　→ 極力、飲み会は遠慮する
4）タバコを吸いたくなったら
　職場では　→　他の事を考える
　　　　　　　　一生懸命仕事する
　家では　　→　早く布団に入る
5）悪い友達に注意
　→ 友人にタバコを誘われても断る事
　　1本からまた始まってしまいます
　　あなたが禁煙に成功するのを羨んでいるのです

こんな苦しさを何回も味わいたくありませんよね。
健康で長生きするために頑張って禁煙に成功しましょう。
でも、もし失敗しても挫ける事はありませんよ。
また挑戦すればいいのですから。

金子歯科医院では こう考えます 「院内全体で取り組む禁煙支援」

　金子歯科医院では，口腔の健康に限らず，患者さんに生涯健康で快適な生活を送ってもらうことを目標に禁煙支援に取り組んでいます．しかしながら，ニコチン依存症である喫煙から脱することは容易ではありません．そこで，歯周病だけでなく，万病のもとになる喫煙に対して，当人だけでなく家族の協力も得ながら，医院全体で禁煙支援を行っています（**図4**）．

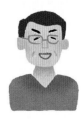

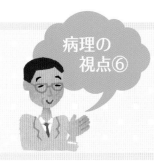
病理の
視点⑥

喫煙による歯肉の角化と
メラニン沈着のメカニズム

東京歯科大学名誉教授　下野正基

喫煙による歯肉の角化

　タバコを吸っている人の歯肉をみると，しばしば乾燥して白っぽく見えます．その理由は，喫煙による熱刺激またはニコチンによる作用が歯肉粘膜に加わったためと考えられています．タバコの火の温度は600～900℃ともいわれていますから，タバコを吸った直後の口の中は相当な高温になっていると思われます．このようなタバコの熱によって，歯肉や口の粘膜は乾燥します．乾燥によって，通常錯角化を示す歯肉口腔上皮（外側の粘膜）は正角化に変化します（**Column1「錯角化と正角化」参照**）．正角化した歯肉はケラチンの層が厚くなり透過光をさえぎるので，外から見ると白っぽく見えるのです．

喫煙によるメラニン沈着

　メラニンは内因性色素（身体の細胞によって作られた色素で，外から体内に入った外因性色素とは区別される）の1つで，メラニン沈着症は褐色または黒色の色素沈着として歯肉や口腔粘膜（頬粘膜，口唇，口蓋）にみられます（**Column2「メラニンの形成」参照**）．歯肉では前歯部によくみられます（**図1**）．喫煙者の歯肉にメラニンの沈着がしばしばみられることが，臨床的に報告されています．その詳細は不明ですが，喫煙によって熱刺激やニコチンが歯肉粘膜に作用した結果と推測されます．

　禁煙によって，メラニン沈着が軽減することもあります．これは，マクロファージがメラニンを貪食して，メラノファージ（メラニン貪食細胞）となり，メラニンを処理するからです．

　病理組織学的には，基底細胞に褐色色素が沈着している像が観察されます（**図2**）．通常口腔粘膜では，基底細胞7個に1個の割合でメラニン細胞が存在しています．メラニン沈着症の場合，メラニン細胞が増えるのではなく，沈着するメラニンの量が増加している場合が多いとされています[2,4]．

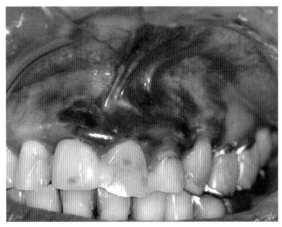

図1　メラニン沈着症
前歯部歯肉および口腔粘膜にメラニンが沈着し，黒くなっている[2]

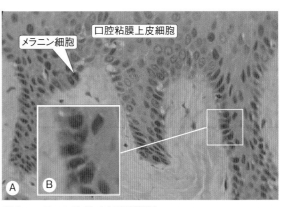

図2　メラニン沈着（病理組織像）
A：口腔上皮細胞の基底細胞層にメラニン（褐色に染まる）をもっているメラニン細胞が多数観察される[2]
B：メラニンはメラニン細胞の細胞質に認められる

Column1 「錯角化と正角化」

　口の粘膜は，しくみと働きによって，角化上皮と非角化上皮に分けられます．角化上皮は歯肉（□腔上皮），□蓋，舌にみられ，非角化上皮は頬粘膜，□腔底を覆っています．口の中の角化上皮は皮膚の角化上皮とすこし違います．

　歯肉，□蓋，舌にみられる角化上皮は唾液によってつねに湿った状態にあるために角質層のしくみが特殊で，外部刺激から身を守る働きをするケラチンというタンパクが少ないのです．ケラチンが少ないのはケラチン生成にかかわるケラトヒアリン顆粒が顆粒層からなくなってしまうからです．さらに，角質層には核が残っている状態であり，これを「錯角化」とよんでいます．一方，典型的な皮膚の角化上皮は足の踵にみられ，角質層には明瞭なケラチンが存在します．これを「正角化」といいます．

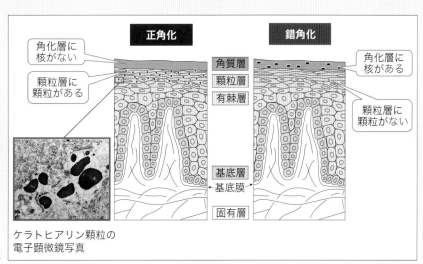

ケラトヒアリン顆粒の
電子顕微鏡写真

図a　錯角化と正角化

Column2 「メラニンの形成」

　メラニンはメラニン細胞によって作られます．メラニン細胞は，メラニン細胞刺激ホルモンによって活性化されると細胞内のメラノゾームという小さな構造体の中で，チロシンというアミノ酸からメラニンを産生します．炎症，紫外線，チロシナーゼが存在すると，チロシンはDOPA（3,4-Dihydroxyphenylalanine）という物質に変化し，チロシナーゼやDOPA酸化酵素が存在する状態で，メラニンが産生されます（**図b**）[2]．

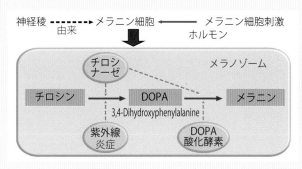

図b　メラニンの形成

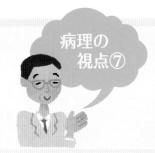

もう一つの歯肉の色の変化
～メタルタトゥの組織像～

東京歯科大学名誉教授　下野正基

メタルタトゥとは？

　黒い色の斑点として歯肉に現れる黒色の色素には，①身体の外から歯肉に入ってきたもの（外来性色素）と，②歯肉の細胞が作ったもの（内因性色素）があります．内因性色素の代表がメラニンです（☞ **p.52，病理の視点⑥「喫煙による歯肉の角化とメラニン沈着のメカニズム」参照**）．

　外来性の色素沈着として歯肉にみられる色素の多くは，アマルガムなど歯科用金属から溶けてきたものです．まれにですが，充塡されたアマルガムやクラウン・ブリッジなどの補綴装置の金属が溶けて歯肉組織内に入り込むことがあります．これは「メタルタトゥ（金属の入れ墨）」または「アマルガムタトゥ（アマルガムの入れ墨）」とよばれています．

　臨床的には，メタルタトゥは青みがかった灰色の色素によって縁取りされているのが観察されます．病理組織学的には，金属小片あるいは粒子を細胞内に取り込んだ（貪食した）組織球や異物巨細胞が上皮下結合組織内に集合して認められます（**図**）[2]．

　外から侵入した金属片は異物なので，生体は異物を処理するための反応を起こします．異物が比較的小さい場合には組織球や異物巨細胞が現れて，金属片を貪食して処理します．

　処置としては，従来は原因となる金属の除去，色素沈着部位の外科的切除が行なわれてきましたが，近年はレーザー（半導体レーザーやQスイッチルビーレーザーなど）による除去が推奨されています．

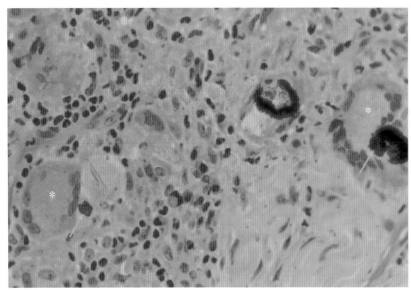

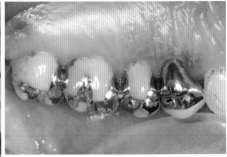

図　メタルタトゥの病理組織像
金属が組織内に入り込んだ部位を顕微鏡で観察すると，金属の小片あるいは粒子（→）を細胞内に貪食した組織球や異物巨細胞（　）が認められる[2]

3 歯肉の性状による違い

長野県大町市・金子歯科医院　**金子　至**（歯科医師）

　臨床的に歯肉の性状（質）は一様ではありません．薄く弱々しい歯肉や厚く丈夫そうな歯肉，浮腫性歯肉や線維性歯肉などさまざまな歯肉がありますが，その歯肉の性状によって炎症や外傷の現れ方や治り方，治癒の早さなどに違いがあります．
　ここでは，それぞれ性状の違う歯肉が歯周治療によってどのように変化するのか，また，どのような点に注意して対応したらよいかを解説します．

1）薄く弱々しい歯肉

　薄く弱々しい歯肉は，歯ブラシ等の刺激によって傷つきやすく，また退縮しやすいため，使用する歯ブラシの毛の硬さやブラッシング方法に注意が必要です．具体的には，毛に軟らかくコシのある歯ブラシを使用し，毛先で辺縁歯肉を押さえつけたり，つつかないことが重要です．

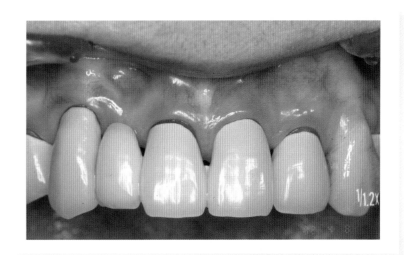

Case

初　診：1988 年 3 月（初診時 32 歳，女性）		**全身的既往歴**：特記事項なし	
経過 26 年		**喫　煙**：なし	
主　訴：右上奥歯のむし歯をみてほしい		**注目部位**：3⊥3	

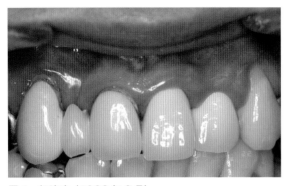
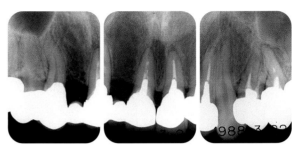

図1　初診時（1988年3月）
上顎前歯部には不適合な補綴装置が装着され，唇側の辺縁歯肉には，発赤・腫脹が認められた

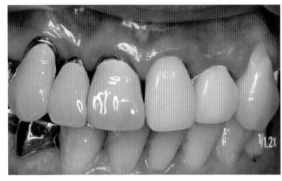
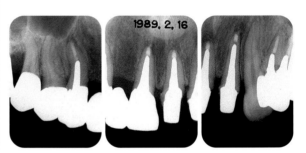

図2　SRPから4カ月後の再評価時（1989年2月）
歯肉の発赤・腫脹が改善すると，歯肉の薄さが目立ってきた

歯肉の観察とアドバイス

　この患者さんは，初診時，上顎前歯部には不適合な補綴装置が装着され，唇側辺縁歯肉や歯間乳頭部は暗赤色に発赤し，腫脹が認められました（**図1**）.

　歯科医院でブラッシング指導を受けた経験がなく，「歯肉からの出血をどうしたらいいかわからなかった」と悩んでいたそうです．普段どおりにブラッシングをしてもらうと，市販の硬い歯ブラシで，歯面に毛先を垂直に当て，大きく横磨きをしていました．夜は新聞を読みながら10〜20分ブラッシングしていたそうですが，歯ブ

ラシの毛先で歯肉をつついていたため，3 の唇側辺縁歯肉は著しく退縮していました．

　歯周基本治療によって歯肉の発赤・腫脹が改善してくると，歯肉の薄さが際立ってきました（**図2**）．このように薄く弱々しい歯肉では，歯肉溝上皮を傷つけることで歯肉退縮しやすいため（**図3**），プローブで根面の状態を確認しながら慎重に SRP を行いました．

　ブラッシングでは，軟らかめの歯ブラシで，歯肉をつつかないように毛先を歯冠側に向け，すこし振動させる程度の小さなストロークで磨くようにアドバイスしました．

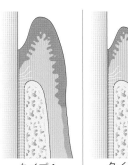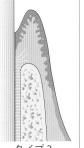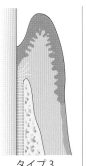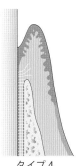

	タイプ1	タイプ2	タイプ3	タイプ4
歯槽骨	厚い	厚い	薄い	薄い
付着歯肉	十分	少ない	十分	少ない
歯肉退縮	起こらない	起こりにくい	起こりにくい	起こりやすい

図3　Maynardの歯肉退縮分類
本ケースは「タイプ4（歯槽骨が薄く，付着歯肉が少ないタイプ）」と考えられる

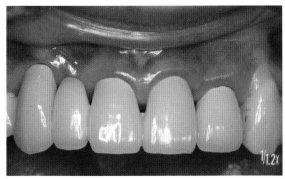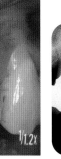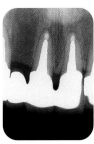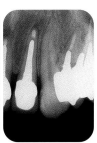

図4　補綴治療終了後（1989年12月）
歯根の形態が透けて見えるほど歯肉が薄いことがわかる

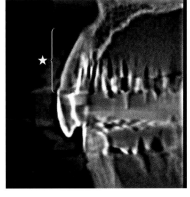

図5　3|のCT画像
唇側は，根尖まで歯槽骨の支持がない（　）．
歯肉退縮しやすい歯肉だと考えられる

経過

　補綴処置が終了し，さらに歯肉が安定してくると，歯根が透けて見えるほど薄い歯肉であることがわかります（図4）．

　患者さんには，「歯肉が薄いために歯ブラシの毛先で辺縁歯肉をつつくと退縮しやすい」という歯肉の特徴を説明しました（**図5**）．また，長期的にみると，唾液量の

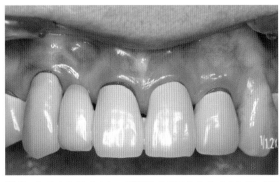
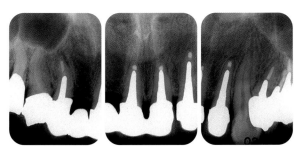

図6　初診から約14年，補綴治療終了から約12年後（2002年4月）
正しいブラッシングの継続によって，辺縁歯肉の高さはほぼ維持されている

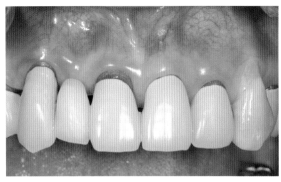
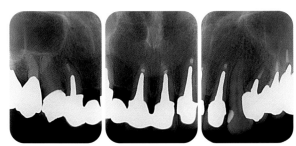

図7　26年後（2014年2月）
歯肉退縮は若干進行したものの，歯肉は引きしまり安定している

減少と歯肉退縮が重なることで根面齲蝕が発生し，歯の喪失につながるリスクがあることを伝えました．

メインテナンスでは，薄い歯肉に適したブラッシングを継続することにより，辺縁歯肉の高さをできるだけ維持していくことの重要性を来院のたびに説明しています

（図6）．

初診から26年経過し，歯肉退縮は若干進行しましたが，歯肉は引きしまり安定しています（**図7**）．ホームケアでは研磨剤の入っていないフッ化物配合歯磨剤を使用して根面齲蝕を予防しています．

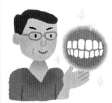

金子歯科医院では こう考えます　「歯肉の性状を患者さんにも理解してもらおう」

　歯肉の性状は，十人十色，百人百様です．患者さんに，自分の歯肉の特徴をよく知ってもらうことが，長期的に歯肉を守り，口腔の健康を守ることにつながります．そのためにも，毎回のメインテナンス時に，患者さん個々の歯肉の性状に合った正しいブラッシングが守られているか，歯科衛生士には歯肉の表情をきめ細かく"みる眼"が求められます．

2）軟らかい歯肉（炎症初期の浮腫性の歯肉）

炎症初期の軟らかい歯肉は炎症が表に現れやすく，プラークや歯石などの根面の付着物が除去できれば，反応がよいことが特徴です（☞ p.66，病理の視点⑧「軟らかい歯肉・硬い歯肉の病理学的な違いとは？」参照）.

一方，ブラッシング圧などが歯肉に傷害的な刺激を与えた場合は傷つきやすく退縮しやすいため，軟らかくコシのある毛の歯ブラシを使用し，歯ブラシの毛先で辺縁歯肉を押さえつけたり，つつかないなどの注意が必要です.

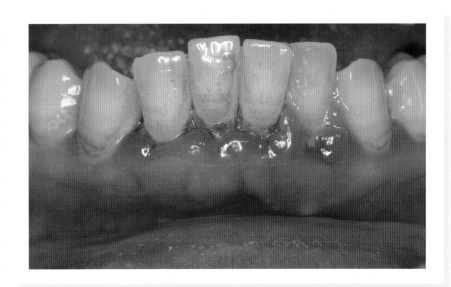

Case

初　診：1996 年 1 月（初診時 48 歳，女性）経過 18 年	全身的既往歴：2003 年から高血圧症（バイミカード錠 10 mg 服薬）
主　訴：ブラッシング時に歯肉から出血する	喫　煙：あり（1996 年 1 月から禁煙し，現在継続中） 注目部位： ‾3+3‾

歯肉の観察とアドバイス

この患者さんは，初診時，全顎的に歯肉縁下に多量の歯石が認められました. 特に下顎前歯部には，歯石が歯根を取り巻くように多量に沈着し，根尖付近まで歯槽骨が吸収していました. 下顎前歯部の辺縁歯肉および歯間乳頭部はブヨブヨと軟らかく，発赤して著しく腫脹していました. このように，浮腫性の歯肉は炎症が表に出やすいのが特徴です（図 1）.

患者さんは，当初，就寝前 1 回のみブラッシングをし

ていましたが，初診の数年前からは歯肉から出血するようになったので，朝・晩磨くようにしていたとのことです. ブラッシングは 2〜3 分程度，歯磨剤は使わず，ときどき塩をつけて磨いていました. 炎症が著しく，ブラッシング時に出血があるため，毛先が歯肉に触れないように歯冠部のみ磨いている状態で，歯ブラシの毛先が反ってしまうくらい強いブラッシング圧でした.

炎症が著しかったため軟毛の歯ブラシ（PHB ソフト595，ティーアンドケー）に替え，毛先を歯冠側に傾け，微振動で歯頸部のプラークを落とすように指導しました.

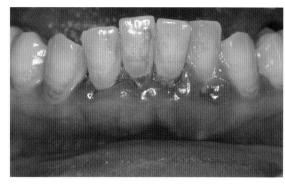
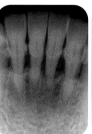
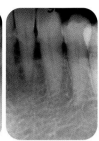

下顎前歯部の辺縁歯肉・歯間乳頭部歯肉はブヨブヨと軟かく，発赤して著しく腫張していた．縁下歯石も多量に沈着している

	3			2			1			1			2			3		
L	4	4	6	5	4	6	4	8	3	4	6	4	4	4	7	5	3	6
B	4	2	5	4	4	4	4	6	4	6	4	4	6	6	6	6	2	4

歯石の付着が著しいと，プローブが引っかかってしまい，正確にプロービングできないことがあるため，初診時のPPDは不正確なことも多い

図1　初診時（1996年1月）

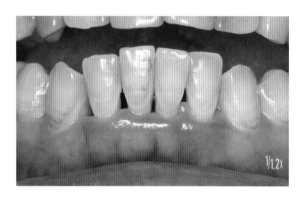

図2　SRPから1週間後（1996年2月）
歯周基本治療に対する反応がよく，短期間で歯肉の炎症は著明に改善した

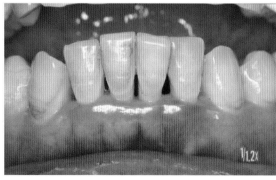
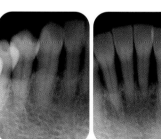
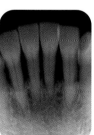
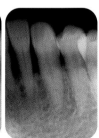

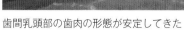
歯間乳頭部の歯肉の形態が安定してきた

	3			2			1			1			2			3		
L	2	2	3	3	2	3	3	1	3	3	2	3	3	2	4	3	2	3
B	3	2	3	3	2	3	3	2	2	3	2	3	4	3	4	2	2	2

図3　SRPから3カ月後（1996年5月）

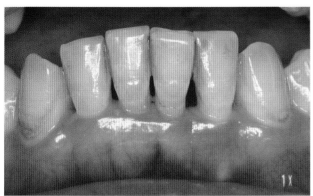

図4　初診から1年後（1997年1月）
歯肉の炎症は改善したが，形態はまだ安定していない

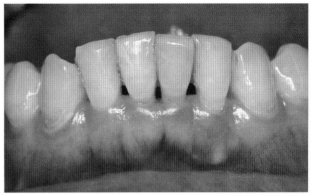

図5　初診から約6年後（2001年11月）
炎症の改善とともに歯肉は引きしまり形態も安定した

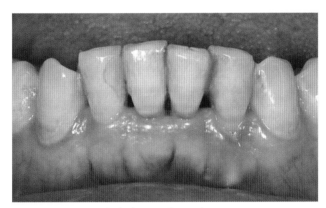

図6　初診から11年後（2007年1月）
自己流のブラッシングに戻ってしまったため，｢2 の唇側辺縁歯肉
には擦過傷ができている

　その後3週間ほどで歯肉が改善してきたので，歯ブラシの毛にコシのあるバトラー#222（サンスター）に変更し，その後SRPを行いました．SRPから1週間後，歯肉の色も形も劇的に改善しています（**図2**）．このような浮腫性炎症を呈する軟らかい歯肉では，治療に対しても反応がよいことが特徴です．

経過

　SRPから3カ月後，歯肉の腫脹が改善し，歯根が露出してくると知覚過敏の症状が出てきました（**図3**）．患者さんには歯肉の腫脹が改善すると歯肉が引きしまって退縮し，知覚過敏が出る可能性があること，それは正常な治癒の過程であり，知覚過敏の症状が出ても1カ月ほどでおさまると説明してあったため，不安にならなかったようです．その後，炎症の改善とともに歯肉は引きしまり形態も安定してきました（**図4，5**）．

　初診から11年後に自己流のブラッシングに戻ってしまい，｢2 の唇側辺縁歯肉に擦過傷をつくったことがありましたが（**図6**），再度ブラッシングを見直したところ安定し，18年後の現在も良好な歯肉の状態を維持しています（**図7**）．

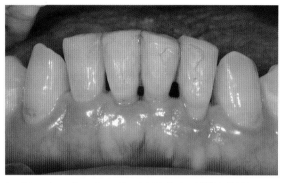

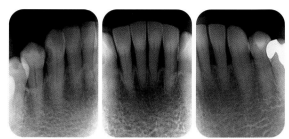

レベルの高いブラッシングで良好な歯肉の状態を維持している

	3			2			1			1			2			3	
L	2	2	3	2	2	2	3	2	2	2	1	3	3	1	3	2	2	3
B	3	2	4	4	2	3	3	2	3	3	2	4	4	1	3	4	2	2

図7　初診から約18年後（2014年2月）

金子歯科医院では **こう考えます**　「軟らかい歯肉へのアプローチ」

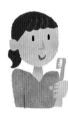

　浮腫性炎症を呈する軟らかい歯肉では，歯周治療に対する反応が早いため，プラークコントロールや生活習慣の改善が早期に歯肉に反映されます（図2）．したがって，前歯部のように患者さんにわかりやすい部位から治療を始めることで，モチベーションが高まり，患者さんが歯周治療に積極的に参加しようという意識をもつことができます．

　この患者さんのように，手先が不器用なものの，こまめに来院できる場合には，ブラッシング方法の確認を短い期間で行って，間違ったブラッシングに戻っているときにはそのつど修正し，良好なブラッシングを維持できるようにしています（図6，7）．

3) 線維化した硬い歯肉

　線維性のゴツゴツした歯肉は，炎症の治癒過程で，歯肉が線維化して硬くなったものと考えられます（☞ **p.66, 病理の視点⑧「軟らかい歯肉・硬い歯肉の病理学的な違いとは？」参照**）．このような硬い歯肉の場合には，歯槽骨，歯肉ともにボリュームのあることが多いため，歯肉は退縮しにくいのですが，炎症が歯肉表面に現れにくいので病態がわかりにくい点が特徴です．浮腫性の軟らかい歯肉に比べて，線維性の歯肉は歯周治療に対する反応が遅く，炎症が改善するまでに時間がかかるので，結果を焦らないことが重要です．

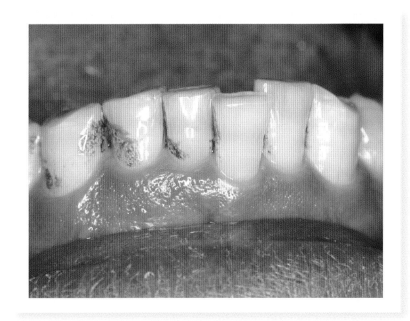

Case

初　診：1991 年 10 月（初診時 40 歳，男性） 　　　　経過 23 年	喫　煙：1 日 20 本（1998 年 4 月～胃の調子が悪 　　　　くなったことから禁煙へ）
主　訴：右下（ ⑥ ）の金属冠が脱離してしまった	注目部位：下顎前歯部
全身的既往歴：なし	

歯肉の観察とアドバイス

　この患者さんの歯肉は全体的にゴツゴツして厚みがあるため，表面からは炎症がわかりにくいのですが，歯間部には歯石の沈着とともに炎症が認められました（**図1**）．喫煙のため下顎前歯部舌側にはヤニの付着が目立ち，歯肉には強いメラニン沈着が認められました（☞ **p.52, 病理の視点⑥「喫煙による歯肉の角化とメラニン沈着のメカニズム」参照**）．歯槽骨の吸収は認められないものの，歯根が近接していたため，SRP 時には歯根と歯肉を傷つけないようスケーラーを慎重に操作しました．

　患者さんは，市販の硬めの歯ブラシを使い，歯磨剤をたくさんつけて歯面を縦磨きしながら，歯肉まで擦っていました．この患者さんのゴツゴツした歯肉は，長期にわたる炎症とその治癒の過程で歯肉が線維化したものと考えられましたが，喫煙や誤ったブラッシングも歯肉の性状に影響を与えていると思われました．

　そこで，毛先が軟らかくコシのあるバトラー＃ 222（サンスター）に替え，「力を入れて磨かない」「力を抜くために"ながら磨き"をしない」「力を入れると歯ブラシの毛先が開いてしまうので開かないように気をつける」「歯肉を擦らない」などと伝え，同時に禁煙指導も行いました．

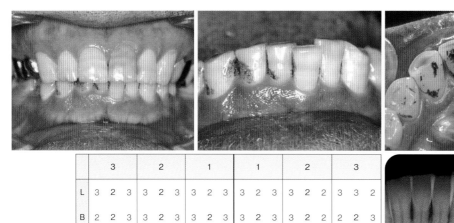

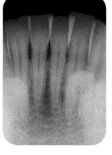

	3			2			1			1			2			3		
L	3	2	3	3	2	3	3	2	3	3	2	3	3	2	2	3	3	2
B	2	2	3	3	2	3	3	2	3	3	2	3	3	2	2	2	2	3

図1　初診時（1991年10月）
全体的にゴツゴツして厚みのある歯肉．表面からはわかりにくいが，歯石の沈着とともに炎症が認められた

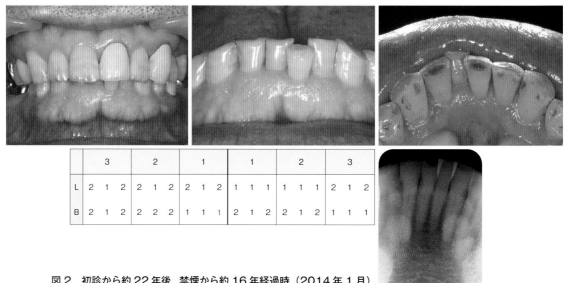

	3			2			1			1			2			3		
L	2	1	2	2	1	2	2	1	2	1	1	1	1	1	1	2	1	2
B	2	1	2	2	2	2	1	1	1	2	1	2	2	1	2	1	1	1

図2　初診から約22年後，禁煙から約16年経過時（2014年1月）
歯肉は軟らかく，みずみずしい状態に変化している

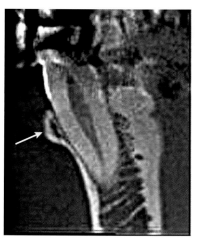
図3 ③ 唇側のCT像
唇側の歯槽骨は厚くボリュームがあるため，唇側の辺縁歯肉は退縮しにくい

経　過

　このような線維性の硬い歯肉の患者さんは，歯周治療への反応が悪いため，歯周治療や禁煙へのモチベーションを上げることが難しくなります．この患者さんでは，歯周治療と並行して禁煙支援も行いましたが，なかなか実行に移していただけませんでした．しかし，初診から6年半後，胃の調子が悪くなったことをきっかけに禁煙に踏み切り，現在も継続しています．

　ブラッシングにおいては，初診時の"ゴシゴシ縦磨き"から電動歯ブラシの使用を経て，現在は手用歯ブラシを用いて歯肉にやさしい方法で磨いていますが，"力を入れて磨かないと磨いた気がしない"という傾向は変わっていません．

　このような患者さんの場合には，前述のように，歯ブラシの選択や粘り強い声がけに加えて，どのくらいの力加減でプラークは落とせるのか，術者磨きで患者さんに体感してもらうことが必要です．さらには，「なぜそうすることが必要か」を根気よく伝え続けます．すべての面であきらめないことが大切です．

　すると，時間はかかりましたが，歯肉の炎症が改善するにつれ，歯肉のゴツゴツした感じは消退し，初診から約22年後，禁煙から約16年後には，軟らかくみずみずしい歯肉に変化してきました（**図2**）．

金子歯科医院では こう考えます 「線維性の歯肉の変化」

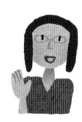

　線維性の歯肉の場合には，歯槽骨，歯肉ともにボリュームがあることが多いため，歯肉は退縮しにくいのですが，炎症が歯肉表面に現れにくいので，病態がわかりにくいことが特徴です．浮腫性の歯肉に比べて，線維性歯肉は歯周治療による反応が遅く，炎症が改善するまでに時間がかかるので，結果を焦らないことが重要です．

　前歯部など，患者さんにわかりやすい部位に注目してもらいながら歯周治療を進めると，比較的モチベーションは維持しやすいといえます．

軟らかい歯肉・硬い歯肉の病理学的な違いとは？

東京歯科大学名誉教授　下野正基

歯肉の性状についての考え方

臨床的に，歯肉の性状を「軟らかい歯肉」，「硬い歯肉」と表現することがあります．病理学的には，軟らかい歯肉は「浮腫性の歯肉」であり，硬い歯肉は「線維性の歯肉」といえるもので，歯肉における炎症の過程で炎症性浮腫が，組織修復の過程で線維化が起こります．そのため，元から歯肉の性状が決まっているわけではないのです．

軟らかい歯肉・硬い歯肉

歯肉にプラーク由来の細菌が侵入すると，炎症が起こりますが，その初期には血管が拡張・充血し，血管の透過性が亢進するため滲出が起こります．滲出は血液成分が血管の外に出る現象ですが，これによって血液の液状成分が組織に溜まり腫れてきます（炎症性浮腫，P.45，図2参照）．さらに，好中球やマクロファージなどの細胞も血管の外に出てきます．このように炎症初期（急性炎症）の歯肉では浮腫状を呈し，細胞が多く現れるのです（**図1**）.

1週間くらい後になると，炎症によって壊された組織を修復するために，炎症の部位に肉芽組織が現われます．肉芽組織は軟らかい幼若な血管結合組織で，血管の内皮細胞や線維芽細胞のほかたくさんの炎症性細胞（好中球，マクロファージ，リンパ球など）を含んでいます．さらに2〜4週間後になると，細胞成分は少なくなる一方，コラーゲン線維（線維成分）が増加し，肉芽組織は硬い線維性組織に変わっていきます（線維化，**図2，3**）．つまり，炎症がなかなか消えないで経過が長くなる（慢性炎症）と，細胞が少なくなりコラーゲン線維が増えてくるので，歯肉は硬くなるのです[2,4].

軟らかい歯肉と硬い歯肉の治癒における違い

では，「軟らかい歯肉」と「硬い歯肉」が治療によって改善されて，元の歯肉の状態に戻るのに，何か違いがあるのでしょうか？

健康な歯肉では，コラーゲンは線維芽細胞によって作られますが，線維芽細胞は自分でコラーゲンを作り出し，それをまた自分で吸収することによって，つねに新しいコラーゲンを組織に供給して健康を維持しています（**図4-A**）．コラーゲンを貪食する細胞を破線維細胞とよぶこともありますが，線維芽細胞も破線維細胞も同じ細胞と考えられています．このような歯肉でのコラーゲンのターンオーバー（作り出

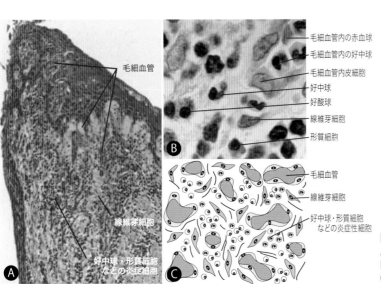

毛細血管内の赤血球
毛細血管内の好中球
毛細血管内皮細胞
好中球
好酸球
線維芽細胞
形質細胞

毛細血管
線維芽細胞
好中球・形質細胞などの炎症性細胞

毛細血管

線維芽細胞

好中球・形質細胞などの炎症細胞

図1　炎症初期の軟らかい歯肉[4]
A：病理組織像
B：肉芽組織の拡大像
C：軟らかい歯肉の構成成分

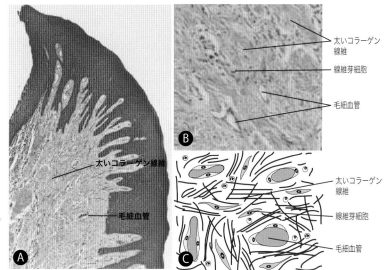

図2　線維化した硬い歯肉[4]
A：病理組織像
B：線維性組織の拡大像
C：硬い歯肉の構成成分

太いコラーゲン線維
線維芽細胞
毛細血管

太いコラーゲン線維
毛細血管

太いコラーゲン線維
線維芽細胞
毛細血管

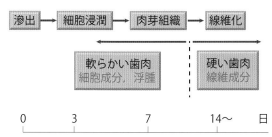

滲出 → 細胞浸潤 → 肉芽組織 → 線維化

軟らかい歯肉
細胞成分，浮腫

硬い歯肉
線維成分

0　　　3　　　7　　　14〜　　日

図3　肉芽組織から線維性組織への変化（線維化）[4]
肉芽組織から線維性組織への変化（線維化）は「軟らかい
歯肉」から「硬い歯肉」への変化である

されてから吸収されるまでの時間）はおよそ5日です．こ
れは，皮膚のターンオーバーより3倍早いのですが，歯根
膜と比べると5倍も時間がかかることになります（**図4-
B**）．

　線維化した硬い歯肉が健康な状態に戻るときも，同じ
ように，線維芽細胞によるコラーゲンの産生と吸収を繰
り返して，すこしずつ正常な状態に戻ると考えられま
す．健康な歯肉におけるコラーゲン線維と異なり，炎症
によって肉芽組織が形成され，それが線維化した硬い歯
肉では大量の線維成分が蓄積されているので，それらが
吸収されてもとの健康な歯肉に戻るには数カ月〜数年と
いう長い期間が必要であると考えられます[4]．

　つまり，臨床的には線維化した硬い歯肉では治療の効
果が現れるのに時間がかかり，軟らかい歯肉では比較的
早く現れると考えられます

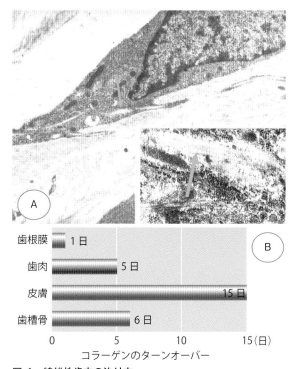

歯根膜　1日
歯肉　5日
皮膚　15日
歯槽骨　6日

0　　　　5　　　　10　　　　15（日）
コラーゲンのターンオーバー

図4　線維性歯肉の治り方
線維芽細胞は自分でコラーゲンを作り出し，それをまた自分
で吸収することによって，つねに新しいコラーゲンを組織に
供給している
A：コラーゲンを吸収している線維芽細胞（破線維細胞）の電
子顕微鏡写真．→は細胞内に吸収（貪食）したコラーゲンを
示す（下図は拡大像）
B：コラーゲンのターンオーバーを示すグラフ．歯肉における
コラーゲンのターンオーバーは5日以内で，皮膚に比べると
3倍も早いが，歯根膜の5倍もかかる[2]

全身疾患・生活習慣による歯肉への影響

長野県大町市・金子歯科医院　金子　至（歯科医師）

　加齢に伴い，全身疾患に罹患することが多くなります．特に超高齢社会の現在では，その傾向が著しくなってきました．ここでは，高血圧症や糖尿病などの全身疾患に罹患し，治療薬を服用することで，歯肉にどのような影響があるのか，加齢に伴う唾液量の減少や更年期障害，また，甘味の摂取や不規則な生活など生活習慣の乱れがどのように歯肉へ影響を及ぼすかについて解説します．

1）糖尿病・高血圧症

　糖尿病と歯周病との関係は深く，歯周病が糖尿病患者に高頻度にみられることから，歯周病は，糖尿病性網膜症や糖尿病性腎症などに続く，糖尿病の第6の合併症といわれています．糖尿病に併発する歯周病は，糖尿病が原因で惹起されるのではなく，糖尿病による免疫系の機能障害や末梢血管の循環障害などが歯周病の病態を進行させると考えられます．

　また，高血圧症の治療薬（特にカルシウム拮抗薬）の服用によって唾液量が減少し，口腔粘膜の抵抗が弱まることで，プラーク

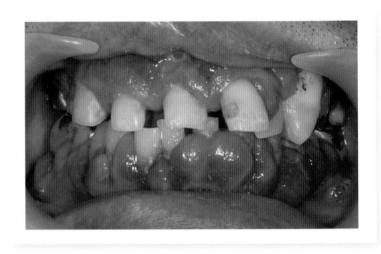

コントロールが不良だと歯肉増殖を起こすことがあります（☞ p.72，病理の視点⑨「カルシウム拮抗薬による歯肉増殖のしくみ」参照）．これらの薬剤は歯周病に修飾因子として働き，歯周病の病態を進行させます．

Case

初　診：2010年7月（初診時48歳，男性） 　　　　経過4年	0.2 mg★，高血圧症→レニベース錠5 mg，アダラートCR錠20 mg★★，ニューロタン錠50 mg，脂質異常症→リピトール錠10 mg★，痛風→ザイロリック錠100
主　訴：歯肉が腫れているので治してほしい	
全身的既往歴：40歳ごろから糖尿病，高血圧症，脂質異常症，痛風	（★：副作用に口渇あり，★：副作用に歯肉増殖あり）
喫　煙：なし	
内服薬：糖尿病→アマリール1 mg錠，ベイスン錠	**注目部位**：3＋3

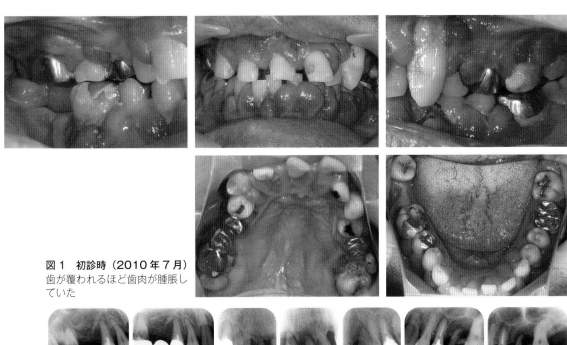

図1　初診時（2010年7月）
歯が覆われるほど歯肉が腫脹していた

図2　初診時のX線写真
全顎的に骨吸収が進行している

図3　初診時のプロービングチャート

B	5 5 6	5 5 5		8 4 4	4 5 5	5 3 9	10 10 11	5 7 8	2 5 8	10 8 5		5 4 7	8 3 5	6 7 5	5 5 5	
P	5 3 5			1 2 3	8 9 8	13 14 12	9 10 6	10 8	10 13 8	9 10 5	8 10 5	4 3 5	6 5 6		1 4 5 5	
	8	7	6	5	4	3	2	1	1	2	3	4	5	6	7	8
	8	7	6	5	4	3	2	1	1	2	3	4	5	6	7	8
L	5 5 7			14 5 6	4 5 5	5 5 5	4 3 7	9 5 5	5 3 5	5 3 5	7 5 5	8 5 5	8 7 5	5 5 5	5 5 6	5 5 5
B	5 3 6			10 5 8	5 3 5	7 5 7	8 4 8	7 5 6	6 7 8	8 9 9	10 6 8	7 5 6	6 5 5	5 5 4	5 4 5	6 5 5

総歯数：28歯　PPD総数：159　出血：159（100.0%）　PPD平均：6.4 mm
1〜3 mm：10（6.3%）　4〜6 mm：91（57.2%）　7 mm〜：58（36.5%）

歯肉と全身の状態

　この患者さんは糖尿病・高血圧症などに罹患しており，複数の治療薬を服用していました．当院に来院するまで歯周治療を受けたことはなく，38歳ごろから歯肉が腫れ始め，痛いときにだけ応急処置をしてもらっていたとのことでした．初診時，歯が覆われるほど歯肉が腫脹し，左側臼歯部歯肉には自然出血も認められました．X線写真からは歯槽骨の吸収が全顎的に進行していることがわかり，PPDの値も大きく，すべての歯周ポケットでBOP（＋）と，著しい炎症が認められました．また，初診時のHbA1cは6.8%，血圧は140/90 mmHgでした（図1〜4）．

　血圧降下薬（カルシウム拮抗薬）を服用している場合には，プラークの存在によって歯肉増殖を起こすことがありますが，糖尿病を合併している患者さんはさらに発現率が高いといわれています．

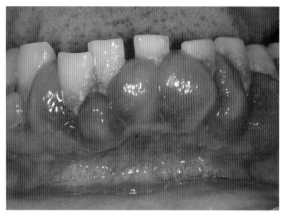

図4 初診時（2010年7月）
歯が覆われてしまうほど歯肉は腫脹し，BOP（+）で著しい炎症が認められた．HbA1c 6.8％

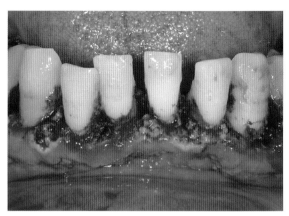

図5 初診から1カ月後（2010年8月）
プラークコントロールしやすくするために歯肉切除を行った

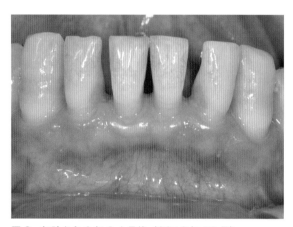

図8 初診から2年3カ月後（2012年10月）
歯肉は安定してきたが，<u>2 1</u>のコンタクトが離開してきた．HbA1c 6.1％

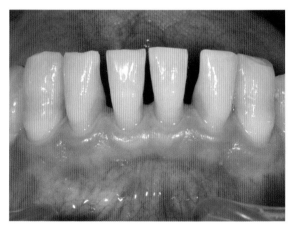

図9 初診から3年7カ月後（2014年2月）
歯肉は安定した状態を維持している．<u>1</u>|<u>1</u>のコンタクトは離開してきたが，歯の支持組織量や舌圧，口唇圧などのバランスから，この位置が，現状の口腔内環境での安定した位置ではないかと考えている．HbA1c 6.2％

ブラッシング方法の観察とアドバイス

　歯肉に触ると出血するため，市販の「ふつう」の硬さの歯ブラシで歯冠表面しか磨いておらず，理想的なブラッシングにはほど遠い状態でした．そのため，歯肉に当たっても傷つかないように，外科処置や抜歯後用の軟らかい歯ブラシ（ルシェロ歯ブラシ OP-10／ジーシー）を処方しました．また，歯頸部のプラークを落とすことが炎症の改善に不可欠であることを説明し，毛先を歯冠側に向けて，じっくり時間をかけてていねいに磨くよう指導しました．口腔内の状況を全身疾患との関連も含めて説明し，プラークコントロールの徹底と生活習慣の改善を促しました．

　下顎前歯部は歯肉の腫脹が著しく，プラークコントロールが難しいため，早期に歯肉切除を行い，プラークコントロールしやすい環境に整えました（**図5**）．

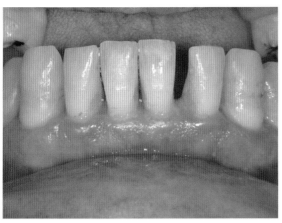

図6　初診から3カ月後（2010年10月）
歯肉切除した歯肉の形態が整ってきた. 2| が舌側移動して.
2 1, |1 がコンタクトし, 歯列も整ってきた. HbA1c
5.9%

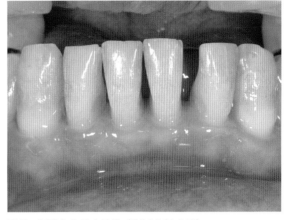

図7　初診から9カ月後（2011年4月）
炎症が消退して歯間鼓形空隙が大きくなってきた. HbA1c
6.2%

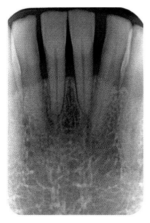

図10　初診から3年10カ月後のX線写真
（2014年5月）

経　過

　当院では, 日本糖尿病学会のガイドラインに基づいて
HbA1c（国際標準値, NGSP値）の目標値を7.0%未
満, できれば6.5%未満になるように指導しています.
歯周基本治療後にはHbA1cは5.9%にまで改善しまし
たが（図6）, 独身で外食が多かったため, HbA1c値が
不安定であり, 来院のたびに歯周病と糖尿病が強く関連
していることを説明しました. しかし, 補綴治療が終了
して噛めるようになると食事量が増え, HbA1cの値は
一進一退でした（図7～10）. その後, 結婚して体重が
さらに増加してしまいました. 本ケースでは適正な食事
とプラークコントロールの安定が今後の課題です.

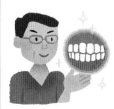

金子歯科医院では こう考えます 「メインテナンスを通して生活習慣の改善を促す」

　口腔内が健康になり, 生活習慣が改善すると, 全身疾患も改善することがあります. 口腔内
の健康をとおして全身の健康に目を向けてもらうことが重要です.
　身についた生活習慣を変えることは容易ではありませんが, 歯周治療の場合は, 治療での通
院, その後のメインテナンスと, 患者さんと長期間, 継続してかかわることができるので, 生
活習慣を変える機会としてもっとも適していると考えています.
　また, ライフステージの変化（この患者さんの場合は結婚）によっても生活習慣は変化する
ため, 患者さんとの会話で情報を集めることも必要です.

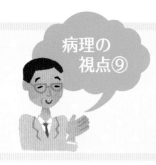

病理の
視点⑨

カルシウム拮抗薬による
歯肉増殖のしくみ

東京歯科大学名誉教授　下野正基

カルシウム拮抗薬（血圧降下薬）

　カルシウム拮抗薬は，カルシウムそのものの吸収を邪魔する薬ではなく，細胞膜にあるカルシウムイオンのチャンネルに働いて，カルシウムイオンが細胞内に流入するのを抑える薬剤です．カルシウム拮抗薬が，血管の周りにある平滑筋細胞へカルシウムイオンが流入するのを抑えると，血管は拡張し，血圧が下がるので，高血圧や狭心症の治療薬として使われています．市販されているカルシウム拮抗薬のおもなものを表にあげます．

歯肉結合組織の構成成分

　歯肉結合組織を構成している成分のうち約60％は線維成分，つまりコラーゲンです．コラーゲンを作る（合成する）のも壊す（分解する）のも線維芽細胞の役目ですが，一度合成したコラーゲンが分解されるまでの時間は，歯肉では5日といわれています（p.67，図4参照）．

カルシウム拮抗薬による歯肉増殖

　重要なことは，「線維芽細胞がコラーゲンを分解する

ときにはカルシウムイオンが絶対必要だ」ということです．つまり，カルシウム拮抗薬を服用すると，カルシウムイオンの細胞内流入が阻害されます．カルシウムイオンがないと，コラーゲンが分解されないので，歯肉にコラーゲンが蓄積します．その結果，「歯肉増殖」が起こるのです（図）．

薬物性歯肉増殖とプラークコントロール

　カルシウム拮抗薬だけでなく，抗けいれん薬のフェニトイン，免疫抑制薬のシクロスポリンAなども歯肉増殖を引き起こす薬として知られています．

　臨床的に注意しなければならないことは，「これらの薬を用いたとき，プラークコントロールが不十分だと歯肉増殖が発生する」ということです．プラークコントロールによって薬物性の歯肉増殖が抑えられるという多くの臨床的報告がありますが，プラークが歯肉増殖にどのような役割をはたしているのかについてはよくわかっていません．しかしながら，臨床的にはプラークコントロールを徹底すればこれらの薬を服用しても歯肉増殖の発症を防ぐことができると考えられます．

表　市販されているおもなカルシウム拮抗薬

商品名	一般名	販売元
アムロジン	アムロジピンベシル酸塩	大日本住友製薬
ノルバスク	アムロジピンベシル酸塩	ファイザー
ヘルベッサー	ジルチアゼム塩酸塩	田辺三菱製薬
アダラート	ニフェジピン	バイエル薬品
ワソラン	ベラパミル塩酸塩	エーザイ
カルブロック	アゼルニジピン	第一三共
カルスロット	マニジピン塩酸塩	武田薬品工業

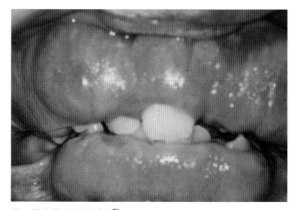

図　薬物性歯肉増殖症[2]

2) 口腔乾燥症

全身疾患や薬物の副作用，ストレス，不規則な生活などが原因で，唾液の分泌量が低下し口腔内が乾く症状です（☞ **p.78，病理の視点⑩「口腔乾燥症が起こるメカニズム」参照**）．「ドライマウス」ともよばれ，男性よりも女性に多く現れます．

軽症のころは，口の粘つき，パサついて食べ物が飲み込みにくい，プラークの増加などの症状がみられますが，重症になると舌表面への亀裂，舌の痛みで食事が摂れない，しゃべりづらい，強い口臭などの症状が現れ，齲蝕や歯周病などの口腔疾患にもつながります．

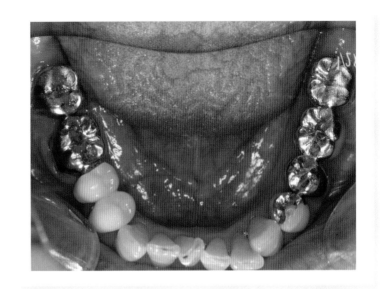

Case1

初 診：1996 年 9 月（初診時 59 歳，女性）	ン症候群に罹患
経過 17 年	**喫 煙**：なし
主 訴：飛び出している歯（2）を削ってほしい	**注目部位**：歯肉（全体の）乾燥
全身的既往歴：1993 年（56 歳）ごろにシェーグレ	

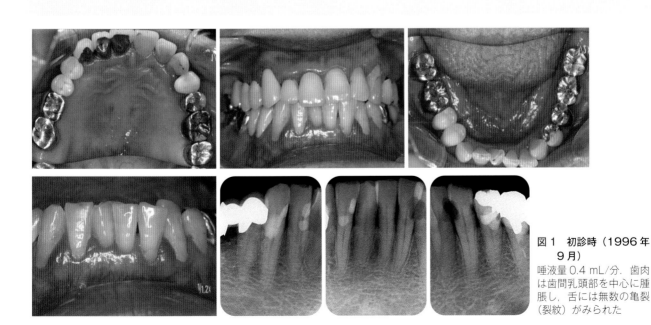

図1 初診時（1996年 9月）

唾液量 0.4 mL/分．歯肉は歯間乳頭部を中心に腫脹し，舌には無数の亀裂（裂紋）がみられた

歯肉とブラッシング方法の観察

初診時，口腔内は乾燥していて舌苔の付着がほとんどなく，裂紋（舌がひび割れている状態）が認められました．当時のカルテには，「唾液量が少なく味がわからないため，料理を作るのも食べるのも楽しくない．体調の良し悪しでずいぶん味覚が変わる」とありました．歯肉はテカテカ光っていて，水分の少ないプラークが歯面にこびりついていました．口腔内写真の撮影中は何度も洗口してもらわないとミラーが粘膜に貼りついてしまうほどでした（図1）．

患者さんは，口腔内が乾燥するため，歯ブラシに水を何回もつけ，歯面のみを磨いていました．

対応

"口が乾いていて話しにくい"との訴えがあったので，唾液腺のマッサージ方法を伝え，人工唾液を処方しました．図2は，当時のカルテに記載されていた内容です．

経過（図3〜5）

17年後，唾液量は測定できないほどに減少しましたが，人工唾液を毎日使うようにしたことで，舌の表面に薄く白っぽい舌苔が認められるようになり，裂紋はなくなりました（図5）．

- 1996.10.2 「人と話す機会があるときは，口を潤すためガムを噛んでいた」
- 1996.10.31 口腔乾燥対策として口腔の乾燥を緩和するドロップ（プロフィリン／モリムラ）を出した．人前で話をするときに口が乾いてきたら試すように指示
- 1996.12.10 「ドロップ（プロフィリン）を試す機会がなかった」「このごろは唾液が出る．味覚がある．おせんべいをゆっくりと噛んでいたら唾液と混じりあって食べることができた」
- 1998.4.2 「体調が悪いと唾液がますます出なくなる．話をするときは片手に水のコップを用意するほど」
- 1998.12.4 唾液分泌を促進するタブレット（SST／オーラルケア，現在は販売終了）購入
- 1999.9.3 SST購入．「会議のときに1日2個程度口にする」
- 2000.10.5 SST，キシリトールガムを利用して口腔乾燥に対応するようにアドバイス
- 2001.1.5 「SSTは1日3〜5個口にする．キシリトールガムは義歯にくっつきやすいのでだめ」
- 2001.4.27 SSTを1日5個〜6個に増量．「唾液が少なく食事がおっくうになるときがある」
- 2001.10.25 舌ストレッチスタート（図3）
- 2003.3.31 デンタルケアタブレット（バトラーデンタルケアタブレット／サンスター）1日3回スタート
- 2003.5.8 デンタルケアタブレットは続いている．「半錠に割って使うこともある」
- 2003.9.3 内科医より唾液分泌促進を目的にエボザックカプセル30 mg（1日3回）を処方された
- 2008.3.3 新たな齲蝕ができてしまった．舌ストレッチを導入．サリベート（人工唾液）を処方（図4）
- 2010.5.21 「スプレーを使うと調子いい」（オーラルウェットスプレー／ヨシダ）
- 2011.2.4 「口のシュッシュ使っているよ」

図2　当時のカルテに記載されていた口腔乾燥に関する内容

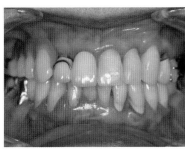 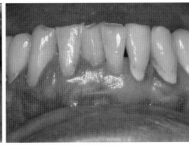

図3 初診から約5年後（2001年10月）
唾液量0.3mL/分．歯肉はテカテカと光っている．
舌ストレッチを開始した

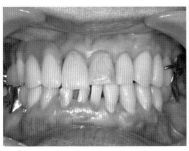 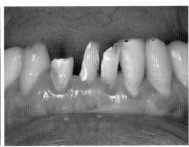

図4 初診から約11年後（2008年3月）
唾液量0.1mL/分．二次齲蝕が多発．歯肉は乾燥して，
水分の少ないプラークが歯面にこびりついていた

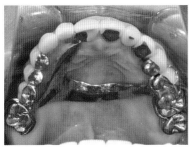 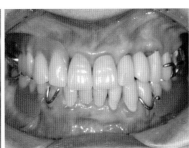 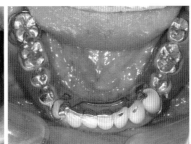

図5 初診から約17年後（2013年6月）
唾液量0.1mL/分以下（5分間の計測でようやく10滴採取できた）．液状保湿剤（オーラルウェットスプレー／ヨシダ）を
使用するようになって，舌の裂紋は改善し歯肉に潤いが出てきた

金子歯科医院では こう考えます 「全身疾患による唾液腺の器質的な変化に伴う口腔乾燥への対応」

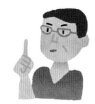

　シェーグレン症候群などで唾液腺の機能不全が重症化すると，唾液の分泌が激減し，齲蝕が著しく増加します．現在の当院では口腔粘膜へ直接保湿を与える液状保湿剤（オーラルウェットスプレー／ヨシダ）を使用し，甘味制限とともに，齲蝕予防を目的にフッ化物配合歯磨剤も必ず1日3回使用していただいています．このような患者さんでは唾液量自体を増加させるのは難しいため，人工唾液と齲蝕予防のためのフッ化物の使用を定着させることが重要です．

　この患者さんでは，ご主人の自宅介護で疲労が重なり体調を崩しやすいので，来院が途切れがちです．キャンセルがあったときは，こちらから連絡して近況を聞くなどメンタル面での支援も口腔管理に結びつく重要なことと考えます．

Case2

初　診：2008年7月（初診時82歳，女性）
　　　　経過6年

主　訴：左上（|4）が噛むと痛い

全身的既往歴：2004年～高血圧症，関節痛

注目部位：上下顎前歯部の歯肉

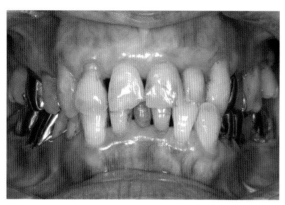

図6　初診時（2008年7月）
唾液量0.4 mL/分．唾液量が少ないため，歯肉がテカテカ光っている

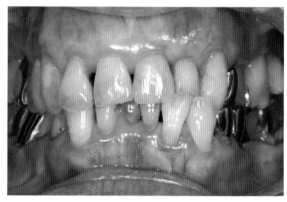

図7　初診から約2年後（2010年9月）
唾液量0.7 mL/分．唾液量が増加し，歯肉に潤いがでてきた

歯肉とブラッシング方法の観察

　この患者さんは看護師としての勤務経験から，口から食べることの大切さをよく理解しており，"歯を大切にしたい"という気持ちが強く感じられました．小さいヘッドの歯ブラシで，歯頸部と歯間部をていねいにブラッシングしていましたが，唾液量が少ないため，ブラッシングしにくい歯列不正部位には，乾燥気味のプラークがこびりつき，乾燥した歯肉がテカテカと光っている状態でした（**図6**）．82歳という高齢に加えて，78歳時から服用しているカルシウム拮抗薬（血圧降下薬）の副作用によって唾液量が減少し，口腔乾燥が起きている可能性を考えました．

経過

　そこで，唾液腺マッサージと口腔周囲筋のストレッチを指導し，患者さんに毎日続けていただいたところ，唾

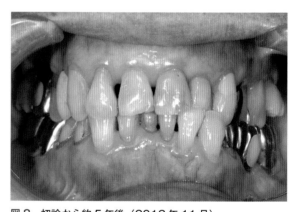

図8　初診から約5年後（2013年11月）
唾液量1.0 mL/分．歯肉のテカテカ感がなくなり，みずみずしさが戻ってきた

液量が増加し，テカテカした歯肉が軟らかくみずみずしい歯肉に回復しました（**図7～9**）．メインテナンスでの来院時にはマッサージを継続するようにとの声かけと，マッサージが適切になされているかどうかの確認が必要です．

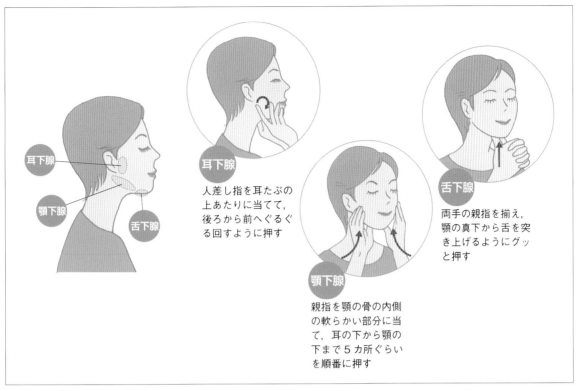

耳下腺

顎下腺

舌下腺

耳下腺
人差し指を耳たぶの上あたりに当てて、後ろから前へぐるぐる回すように押す

顎下腺
親指を顎の骨の内側の軟らかい部分に当て、耳の下から顎の下まで5カ所ぐらいを順番に押す

舌下腺
両手の親指を揃え、顎の真下から舌を突き上げるようにグッと押す

図9　唾液腺マッサージ
（北原　稔，白田チヨ　編著：健口体操1・2・3．一世出版，東京，1998．より）

金子歯科医院では こう考えます　「唾液量が減少している場合の対応」

　一般的に，加齢に伴いさまざまな要因から唾液量は減少します．さらに，全身疾患やその治療薬の服用が唾液の減少に拍車をかけます．唾液が減少するとプラークが歯面にこびりつき，齲蝕や歯周疾患が進行します．
　この患者さんのように唾液腺が機能している場合には，唾液腺のマッサージを積極的に取り入れ，唾液量を増やす努力が必要となります．

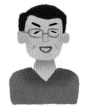

口腔乾燥症が起こるメカニズム

東京歯科大学名誉教授　下野正基

口腔乾燥症（ドライマウス）

「口が渇く（乾く）」という感覚には，① 喉が渇いて水を飲みたい（"渇き"または"口渇"）感覚と，② 口の中が乾燥している感覚の 2 つがあります．

「水を飲みたい感覚」は，口や喉に感じる「渇き」で，英語で「thirst」と表現される感覚です．発汗，発熱，下痢，嘔吐などによって水分が身体の外に出ると脱水状態になります．すると，視床下部の口渇中枢が刺激されて水分を要求します．日常，スポーツで汗をかいたり，塩分の多い食べ物を食べたりやお酒を飲み過ぎた後に「渇き」を経験しますが，これは体内の水分代謝を正常に保つための生理的な機序といえます．「口の中が乾燥している感覚」は「乾き」で，英語では「xerostomia」といわれるものです．xero-は「乾燥」，stom は「口」の意味ですから，「dry mouth」と同じことになり，これは唾液分泌の減少によって引き起こされます．

口腔粘膜が乾燥し，口の中が乾いた感じを訴える状態を口腔乾燥症（ドライマウス）といいます．分泌される唾液の量が減ったり，長時間口を開けたままにしたため唾液が蒸発して，口腔粘膜が乾燥する状態です．口腔乾燥症では，口の中が乾燥し粘つく，口の中が焼けるように痛む，粘膜が剥がれてくる，噛んだり飲み込んだりできない，しゃべることができない，などの症状が現れます．

唾液の量が減る原因

唾液量が減少する原因として，① 唾液腺の破壊，② 唾液分泌のための神経の障害があげられます[5]．シェーグレン症候群でも，顎の部分に放射線治療を受けた場合や向精神薬や血圧降下薬を飲んだときも唾液の量は減少します．ストレスがあったり，特別に緊張したときにも口が乾きますが，それは交感神経が刺激されて唾液の分泌量が減るためと考えられます．このようなときはネバネバした唾液（粘液性唾液）が出ます．逆に，リラックスしているときは副交感神経が働いて唾液の量が増え，水分の多いサラサラした唾液（漿液性唾液）が出ます[5]（図）．

一般に，年をとれば誰でも唾液量が減り，80 歳の高齢者の唾液量は若い人の約半分といわれます．近年では，高齢者で唾液量が減少するのは単なる加齢変化というよりも，服薬や全身疾患等が原因であると報告されています．

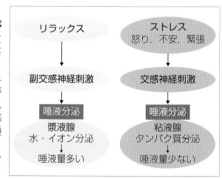

図　唾液分泌の機序
ストレスがあると交感神経が刺激され唾液量は少なくなり，粘液性のネバネバした唾液が出る．リラックスしていると副交感神経が刺激され唾液量は多くなり，漿液性のサラサラした唾液が出る[7]

Column シェーグレン症候群

　　自己免疫疾患（自分の組織や細胞が異物・抗原と認識されて，免疫機序の攻撃を受ける）のため，慢性的に唾液腺や涙腺などの腺組織が破壊される病気をシェーグレン症候群といいます．口の乾き（口腔乾燥症）や目の乾き（乾燥性角結膜炎）を主症状とし，関節リウマチ，ときにはその他の膠原病あるいは自己免疫疾患を伴う慢性の病気です．

3) 更年期における歯肉の変化

近年では，男性の更年期も注目されていますが，一般的には，女性に多くみられます．女性にはライフステージによって思春期や妊娠・出産，そして更年期などホルモンバランスが大きく変わる節目があり，その影響が歯周組織や口腔粘膜などに現れます．

更年期（特に40〜55歳ごろ）になると，歯肉の痛み，灼熱感，味覚異常など口腔内にもさまざまな症状が現れ，口腔乾燥を訴える女性もこのころから多くなってきます．

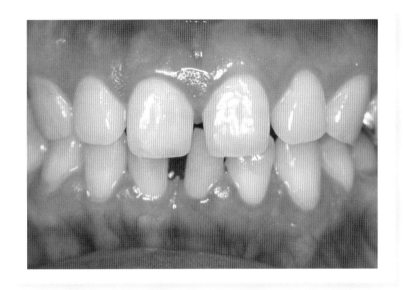

Case

初　診：1994年3月（初診時42歳，女性）	ルバスク/カルシウム拮抗薬）を服用
経過20年	している
主　訴：右下奥歯の詰め物が取れた	喫　煙：なし
全身的既往歴：高血圧症で47歳から血圧降下薬（ノ	注目部位：3┼3，3┼3

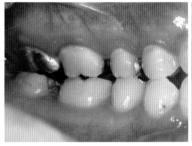 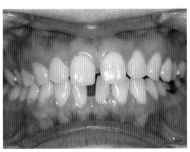 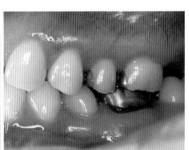

B		3 3 4	4 3 3	3 2 2	2 2 2	3 2 2	2 2 2	3 2 2	2 2 2	3 2 2	3 2 2	2 2 2	2 2 2	2 2 3	
P		3 3 4	3 2 3	3 2 3	2 2 2	3 2 2	3 2 2	3 2 2	2 2 2	3 2 2	2 2 2	2 2 3	2 2 2	2 2 3	
	8	7	6	5	4	3	2	1	1	2	3	4	5	6	7	8
	8	7	6	5	4	3	2	1	1	2	3	4	5	6	7	8
L		4 3 3	4 3 3	2 2 2	2 2 2	2 2 2	2 2 2	2 2 2	2 2 2	2 2 2	2 2 2	2 2 2	3 2 3	3 3 4	
B		4 2 3	3 2 3	2 2 2	2 2 2	3 2 2	2 1 2	2 1 2	2 1 2	2 2 2	3 2 3	3 2 3	2 2 2	2 3 5	

総歯数：27歯　PPD総数：162　出血：55（34.0%）　PPD平均：2.3 mm
1〜3 mm：154（95.1%）　4〜6 mm：8（4.9%）　7〜 mm：0（0.0%）

図1　初診時（1994年，42歳）
歯ブラシが当たっていない歯頸部や歯間部にプラークが付着していた

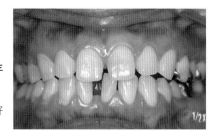
図2　初診から2年後（1996年，44歳）
治療が終了し，良好に経過していた

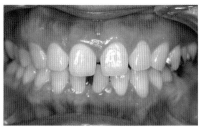
図3　初診から6年後（2000年，48歳）
歯肉がポテッと赤く，弱々しく感じられるようになった

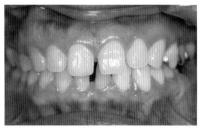
図4　初診から9年後（2003年，51歳）
このころから歯肉の赤みが収まった

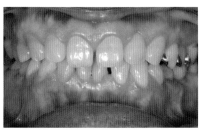
図5　初診から20年後（2014年，62歳）
良好な歯肉の状態を維持している

経過と歯肉の変化

この患者さんは初診時42歳の女性．軽度歯周炎と診断され（**図1**），歯周基本治療と補綴処置が終了してメインテナンスに移行し，良好な状態を維持していました（**図2**）．しかし，6年が経過した48歳ごろから血圧降下薬（カルシウム拮抗薬）を服用するようになり，歯肉が全顎的にポテッと赤く，弱々しく感じられるようになりました（**図3**）．

その後，歯肉の赤みは続いていましたが，51歳ごろを境に歯肉は落ち着きを取り戻し（**図4**），初診から20年経過した現在も良好な状態を維持しています（**図5**）．

2010年に唾液量が，1.0 mL/分から0.7 mL/分（2012年）に減少したため，唾液腺マッサージ（p.77 図9参照）を指導し，入浴時に熱心に行うようになりました．現在，唾液量は0.8 mL/分前後で安定しています．

更年期と歯肉への影響

発赤の著しかったころは血圧降下薬を服用しはじめた時期とも重なるのですが，現在も同じ種類の薬を同量服用していることから，更年期の影響が歯肉に現れていたのではないかと考えています．更年期（特に40〜55歳ごろ）になると，さまざまな不定愁訴や社会的・精神的要素が重なり合い，歯肉の痛み，灼熱感，味覚異常など，口腔内にもさまざまな症状が現れます．口腔乾燥を訴える女性もこのころから多くなってきます．

エストロゲン（女性ホルモンの一種）は，思春期から分泌量が急激に増加し，20〜30歳にかけてピークとなり，40歳代後半から50歳代前半にかけて急速に減少します．閉経前後（更年期）から，骨形成に重要なエストロゲンが激減するのに伴い，急激に骨量が減少するため，骨粗鬆症になりやすく骨折しやすくなります．

金子歯科医院では こう考えます 「患者さんのライフステージを意識した対応を！」

来院当初は全身疾患がなく，プラークコントロールが良好でも，同じ状態が継続するとは限りません．患者さんのライフステージを意識しながら，口腔内と同様に全身の健康にも目を向けていくことが重要です．継続したメインテナンスとともに，長期間にわたる口腔内の変化が比較できるように，口腔内写真を撮ることも大切です．

4）甘味の多量摂取

　学齢期はそれまで大きく受けていた親の影響下から徐々に離れ，自立した生活習慣を形成し，自己管理（セルフケア）ができるように，口腔衛生，疾患予防のための健康観を育てる重要な時期です．

　現在，学齢期の DMF 指数は急激に減少していますが，歯肉炎は増加しています．生活習慣病予防に重要な，食事の内容や量，甘味などの間食の摂取状況（☞ **p.83，病理の視点⑪「甘味摂取による歯肉炎症の原因」参照**）についても把握し，より早期からの継続的な予防対策が求められます．

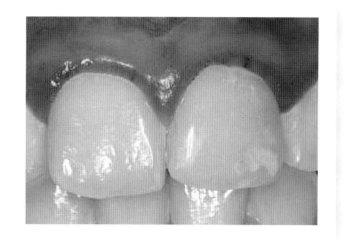

Case

初　診：1996 年 1 月（初診時 11 歳，女性）	になった
経過 7 年	全身的既往歴：特記事項なし
主　訴：奥歯に穴が開いて冷たいものがしみるよう	注目部位：3┼3 ，3┼3

歯肉とブラッシング方法の観察

　この患者さんは初診時 11 歳．プラークコントロールは不良で，辺縁歯肉は赤く腫脹し，エナメル質には白濁も認められました．ブラッシング時に毛先が歯頸部に当たっていなかったため，歯肉は発赤・腫脹し，子ども用の硬い歯ブラシの毛先が当たると痛がっていました（**図1**）．

食生活とブラッシングのアドバイス

　食生活について問診すると，祖父母と同居のため，甘味を口にする機会が多く，家族全員が甘い物好きでした．現状の食習慣では齲蝕が増えるだけでなく身体の健全な成長にも影響があると考え，甘味を制限し，間食を減らす必要性を本人と母親に説明しました．

　軟らかめの歯ブラシを処方して，歯頸部に毛先が当たるように練習し，歯面の白濁と歯肉炎を治すことを目指し，生活習慣を見直すことにしました．

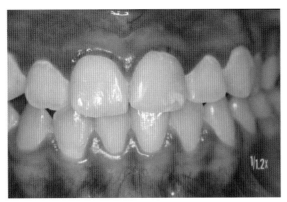

図1 初診時（1996年1月）
辺縁歯肉は発赤，腫脹し，エナメル質は白濁していた

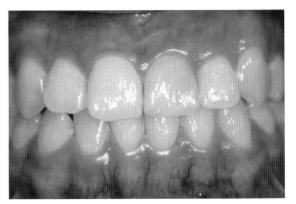

図2 7年後（2003年4月）
歯肉炎もエナメル質の白濁も改善した

経過

まず，フッ化物塗布とプラークコントロールの確認に週1回，3回続けて通院してもらいました．この間は，一日3回の食事を基本として，間食と甘味制限を徹底し，家でもフッ化物洗口を行ってもらうように指導し，約束が守られるかどうかを確かめました．

家族全員の協力によって，約半年後には間食と甘味制限が軌道にのり，プラークコントロールも良好になったので，甘味の摂取は1週間に2回までを目標にするよう制限を緩めました．間食の回数や時間，甘味摂取の頻度や量など，食習慣が規則的に改善したことによって，歯肉炎もエナメル質の白濁も改善してきました．これらは家族単位で口腔内から全身の健康に対する意識を高めることができた結果だと考えています（図2）．

金子歯科医院では こう考えます 「家庭から "自律的健康観" を育てる」

"自分の健康は自分で守る" という "自律的健康観" を獲得するための一番大切な役割は家庭にあります．ブラッシングや食事などの生活習慣は，家庭でその基本的習慣が作られ，親から子，子から孫へと代々受け継がれていきます．

健康教育は個人単位で行うのではなく，家族単位で行うことがより効果的で，継続につながると考えています．

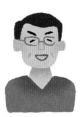

甘味摂取による歯肉炎症の原因

東京歯科大学名誉教授　**下野正基**

　「ブラッシングはできているのに歯肉の炎症がなかなか改善しないのでその患者さんによく聞いてみると，甘い物が大好きでいつもケーキやチョコレートやキャンディを食べているとのこと．甘い物の摂取が歯肉の炎症に影響を与えるのでしょうか？」という質問をよく受けます．

　そこで私たちは，ラットを使って実験をしました．実験群の動物は50％の砂糖を含むエサ（砂糖過多飼料）を与え，対照群の動物には普通のエサ（通常飼料）を与えました．両方ともプラークの付着を誘引するため，第一臼歯と第二臼歯の間にゴムを挟んで，1週間後にゴムを取り，歯周組織の治癒を観察しました．

　ゴムを除去して5日後，どちらの群でもゴムを挟んだところは骨吸収など広い範囲の組織が破壊されていましたが，特に砂糖過多飼料を与えた群で著明な炎症と骨の破壊が認められました（**図1**）．8週間後の歯周組織を比較すると，通常飼料を与えたラットではセメント-エナメル境まで回復していませんが，歯肉上皮もその下の結合組織も再生しており，炎症はほとんど認められませんでした．一方，砂糖過多飼料を与えたラットでは，歯肉上皮は薄く，その下には強い炎症が広がっていました（**図2**）[6]．この実験からは，砂糖が歯周組織の治癒を邪魔していることがわかります．これは，砂糖がたくさんのプラークを歯の表面にくっつける働きがあるためです．いつも甘い物を食べていると，ブラッシングで取り除いても追いつかないほどプラークが歯に付着して，治癒を遅らせている，と考えられます．

　ちなみに，砂糖が直接口腔粘膜から吸収される可能性は考えられません．砂糖が細胞内に取り込まれるためには糖輸送担体（glucose transporter：GLUT）という細胞膜チャンネルのようなシステムが必要ですが，口腔粘膜にこのようなシステムが存在するという報告はないようです．

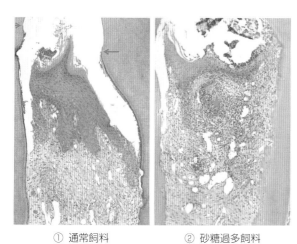

① 通常飼料　　　　　　② 砂糖過多飼料

図1　エサの砂糖含有量の違いによる歯周組織の治癒（5日後）
通常の飼料を与えた場合（①）と比べて砂糖過多の飼料を与えた場合（②）では歯周組織に著明な炎症（★）が存在し，治癒が遅れていることがわかる[6]（→はセメント-エナメル境）

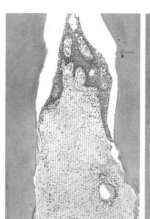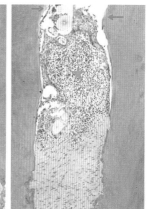

① 通常飼料　　　　　　② 砂糖過多飼料

図2　エサの砂糖含有量の違いによる歯周組織の治癒（8週間後）
治癒の遅れは8週間後でも明らかである．通常の飼料を与えた場合（①）では，炎症はほとんどみられず歯周組織は治癒が進んでいる．しかし，砂糖過多の飼料を与えた場合（②）では，歯周組織に著明な炎症が残っている（★）[6]（→はセメント-エナメル境）

5）不規則な生活による歯肉の変化

　歯周病は生活習慣病ともいわれています．毎日の生活習慣が歯周病の発症や進行に大きく影響するため，当院では下記4項目に重点を置いて生活習慣を見直すことを提案しています．

1) できる限り規則正しい生活をする
2) 栄養バランスのとれた，規則正しい食生活をする
3) 気分転換してストレスを発散できるよう生活を工夫する
4) 快眠のために，自分にとって最適な睡眠のリズムや寝具をみつける

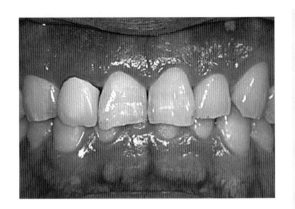

Case

初　診：1998年6月（初診時35歳，男性）経過15年	喫　煙：なし
主　訴：左上の奥歯が痛い	生活背景：消防士で当直勤務があり，生活が不規則
全身的既往歴：特記事項なし	注目部位： 3┼3 ， 3┼3

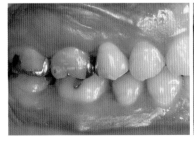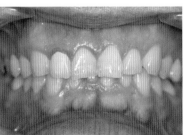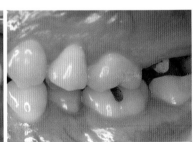

B	322	323	323	323	212	212	212	212	212	212	212	212	323	323	323	223
P	332	223	423	323	323	212	212	212	212	212	323	323	323	323	323	333
	8	7	6	5	4	3	2	1	1	2	3	4	5	6	7	8
	8	7	6	5	4	3	2	1	1	2	3	4	5	6	7	8
L		424	323	323	323	222	222	222	222	222	222	323	323	323	323	325
B		513	213	212	212	213	212	212	111	212	212	313	313	313	313	

総歯数：30歯　PPD総数：180　出血：46（25.6%）　PPD平均：2.3 mm
1～3 mm：175（97.2%）　4～6 mm：5（2.8%）　7 mm～：0（0.0%）

図1　初診時（1998年6月）
炎症はあまりみられず，プラークの付着も少ないことから，ブラッシングの習慣は身についていることがわかる．7┃7 に5mmのPPDがある以外は深い歯周ポケットがなく，限局型中等度慢性歯周炎と診断された

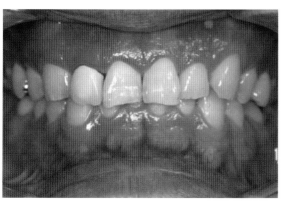

図2　1年後（1999年11月）
歯肉全体に発赤と腫脹がみられる

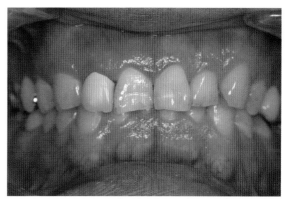

図3　2年後（2000年5月）
発赤はすこし改善したが，まだポテッとした赤みが残っている

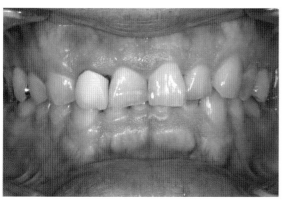

図4　9年後（2007年8月）
歯肉の発赤・腫脹ともに改善した

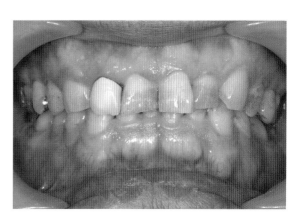

図5　12年後（2010年1月）
歯肉の状態は安定してきた

歯肉とブラッシング方法の観察

　この患者さんは消防士で，3日に1回，当直で24時間勤務があります．初診時には歯肉に炎症は少なく，こびりついたプラークの付着が少ないことから，ブラッシングの習慣は身についていることがわかりました（図1）．そこで，さらにブラッシングの質を高めるように，鏡を見ながら1本ずつ磨くように説明し，歯ブラシを軟らかめのバトラー#222（サンスター）に変更してもらいました．しかし，1年後の来院時には，歯肉全体が赤く，ポテッと腫張していました（図2）．

不規則な生活と歯肉

　当直勤務中は仮眠中にも出動機会が多く，睡眠不足になりがちです．当直の日には，夜9時以降間食を控えるようにしていたようですが，日によってプラークコントロールに大きな差があったため，これが歯肉の発赤の原因と考えられました．そこで，歯肉の変化を口腔内写真で比較してもらいながら，生活が不規則になっているときは歯肉の状態が悪くなりがちなことを説明し，危機感を高め，口腔内の現状を理解してもらいました（図2～5）．

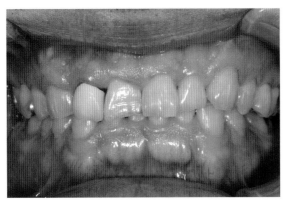

図6　15年後（2014年1月）
歯肉の安定が維持されている

　不規則な生活は飲食のタイミングやプラークコントロールが不安定になるため歯肉にも大きく影響しますが，仕事では仕方がありません．歯肉への悪影響を少なくするために，患者さんの口腔内に対する危機感を高め

たことでプラークコントロールの浮き沈みは小さくなりました．

　15年経過した現在では，歯肉が発赤することは少なくなってきました（図6）．

金子歯科医院では こう考えます 「生活リズムが不規則な患者さんへのアドバイス」

　このように不規則な働き方をしている患者さんでは，職業柄，生活のリズムが変わりやすいのは仕方がないことですが，意識のもちようで口腔内の状態を改善できます．
　患者さんの生活習慣についてくわしく聞いて問題点を探り，いっしょに具体的な改善方法について考えていくと，患者さんも行動に移しやすいと考えています．

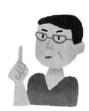

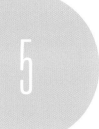

インプラント周囲粘膜

長野県大町市・金子歯科医院　金子　至（歯科医師）

　欠損補綴にインプラントが用いられるようになって久しくなりましたが，そのメインテナンスについては，いまだ十分なガイドラインが示されているとはいえません．
　ここでは，臨床的に健康と思われるインプラント周囲粘膜と，インプラント周囲粘膜炎，およびインプラント周囲炎におけるインプラント周囲粘膜を提示し，それらの診査方法と診断，治療について，当院での取り組みを解説します．

1）健康なインプラント周囲粘膜

　臨床的に健康なインプラント周囲粘膜とは，ピンク色で引きしまり，インプラント周囲に炎症が認められない状態をいいます．
　臨床所見としては，インプラント周囲粘膜を圧迫しても，滲出液や出血を認めない状態です．臨床的に健康なインプラント周囲粘膜を維持するためには，安定した良好なプラークコントロールの継続が重要です．

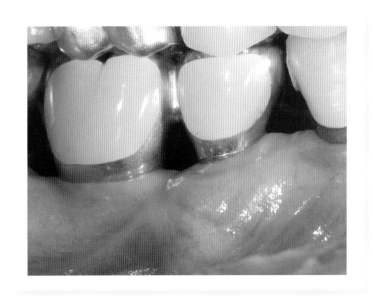

Case

初　診：1987年6月（初診時55歳，女性）	**喫　煙**：なし
経過27年	**診　断**：咬合性外傷を伴う広汎型中等度慢性歯周炎
主　訴：右上（4」）が動揺して噛めない	**注目部位**：下顎右側臼歯部
全身的既往歴：特記事項なし	

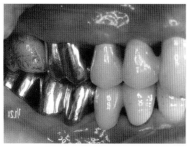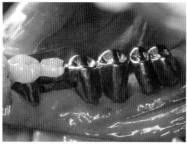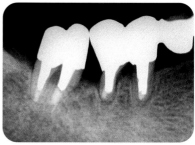

図1　初診から約5年後（1992年5月）
歯周治療とその後のメインテナンスにより歯肉は安定した状態を維持している

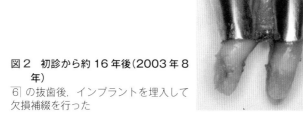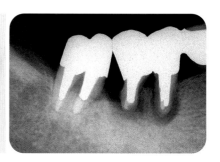

**図2　初診から約16年後（2003年8
年）**
6| の抜歯後，インプラントを埋入して
欠損補綴を行った

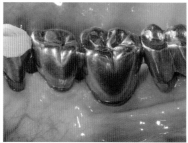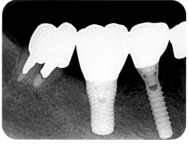

図3　初診から約26年，インプラント埋入から9年後（2013年10月）
インプラント周囲粘膜に発赤や腫脹，排膿などの炎症所見は認められない

インプラント埋入とその後の経過

　本症例は歯周治療とその後のメインテナンスにより歯肉は安定した状態を維持していましたが（**図1**，☞**3章 Case 1「患者さん自身が歯肉の変化に気づく力を！」参照**），初診より16年後，6| の歯槽骨吸収が根尖まで進行して抜歯となり，その後，インプラントを埋入して欠損補綴を行いました（**図2**）．その際，それまで装着さ

れていたブリッジとインプラント埋入後の上部構造では形態が異なるため，プロビジョナルレストレーションを用いて，この患者さんにとってプラークコントロールしやすい形態を検討しました．

　インプラント埋入後9年経過した現在も，プラークコントロールは良好で，インプラント周囲粘膜に発赤や腫脹，排膿などの炎症所見は認められません（**図3**）．

金子歯科医院では こう考えます 「インプラント周囲粘膜を健全に保つために」

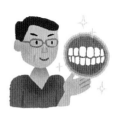

　喫煙は歯周病の大きなリスクファクターですが，インプラント治療においても同様です．健康なインプラント周囲粘膜を維持するためには，プラークコントロールや生活習慣の改善とともに禁煙が不可欠となります．

　金子歯科医院では喫煙者へのインプラント治療は行いません．希望者には医院をあげて禁煙支援し，禁煙達成後にインプラント治療を行います．

　健康なインプラント周囲粘膜を維持するためには，まず，歯周治療によってプラークコントロール可能な歯周環境を得ることが必要であり，特に角化歯肉の存在は重要です．そして，インプラントと天然歯では頸部の太さや形態なども異なるため，プロビジョナルレストレーションを利用して，機能面や審美面のみならず，プラークコントロールしやすい上部構造の形態を模索することが重要です（①〜③）．健康な歯肉（粘膜）を維持するための基本は良好なプラークコントロールであり，それは天然歯もインプラントも同じです．

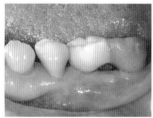
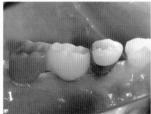
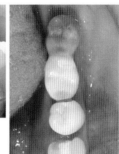

①インプラント埋入3カ月後，アバットメントを装着してプロビジョナルレストレーションを作製．1週間程度使用していただいた後，以下3点を歯科医師と歯科衛生士が確認する．
　1）食事に支障ないか（噛みやすいか）
　2）プラークコントロールしやすいか
　3）頬や舌を噛むことがないか

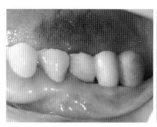
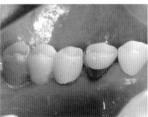
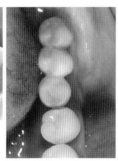

②プラークコントロールに支障がある場合には，患者さんを交えて歯科医師，歯科衛生士，歯科技工士が協議しながら適切な上部構造の形態を模索する

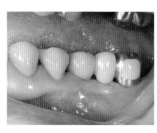
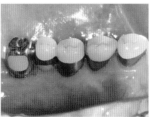
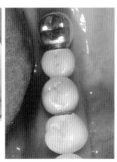

③適切と思われる形態が決まれば，上部構造物に反映させて作製，装着する

2）インプラント周囲粘膜炎

　歯肉炎と同様に，インプラント周囲粘膜に炎症はありますが，歯槽骨にまで炎症が波及していない状態を「インプラント周囲粘膜炎」とよびます．

　インプラント周囲粘膜炎は，インプラント周囲の軟組織の可逆的炎症過程とされていて，明らかなX線写真上での骨吸収像の有無が，「インプラント周囲粘膜炎」と「インプラント周囲炎」との鑑別の根拠となります．インプラント周囲粘膜炎の段階で適切な処置をすれば，歯槽骨にまでダメージを与えずに，歯肉炎と同じ症状の段階で進行を止めることができます．

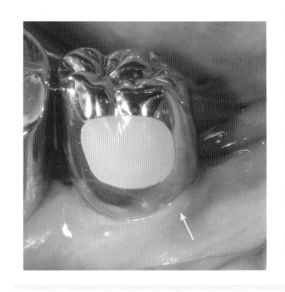

Case

初　診：1992年6月（初診時42歳，女性）		全身的既往歴：特記事項なし
経過21年		喫　煙：なし
主　訴：右下（4|）が痛い		注目部位：|6 部

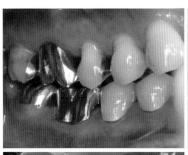
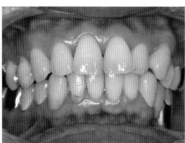
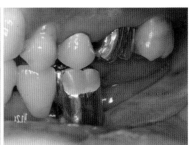

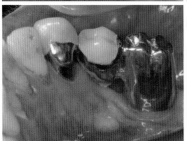
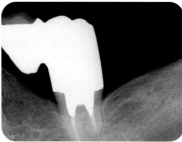

図1　初診から4年後の補綴治療終了時（1996年2月）
|8 を |5 部に自家歯牙移植してある

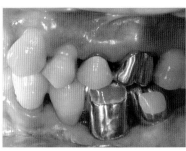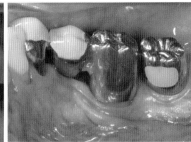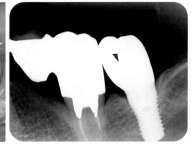

図2　初診から約21年後（2009年10月）
6| 部へインプラントを埋入した

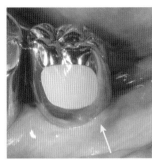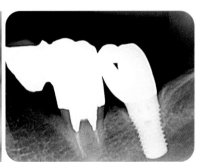

図3　6| 部へのインプラント埋入から2年7
　　カ月後（2012年5月）
6| 遠心頬側部から膿様の滲出液を認めたもの
の，X線写真では骨欠損はみられなかったた
め，インプラント周囲粘膜炎と診断

インプラント埋入までの経過

　この患者さんは初診時，4〜7| が欠損していました
（図1）．他院で義歯を製作したものの，噛みにくいので
使用していないとのことでした．そこで，鉤歯になって
いた 8| を 5| 部へ自家歯牙移植し，左側の咬合を確保
しました．

　その後，メインテナンスに欠かさず来院し，21年間
良好に経過しましたが，右側での偏咀嚼傾向があるた
め，6| 部へインプラントを埋入して咬合のバランスを
とることになりました（図2）．

インプラント周囲歯肉の経過

　6| へのインプラント埋入から2年7カ月後のメイン
テナンス時，6| の辺縁歯肉を圧迫すると遠心頬側隅角

部からわずかに膿様の滲出液を認めました．X線写真上
で歯槽骨欠損は確認できなかったため，インプラント周
囲粘膜炎と診断されました．歯肉の状態をみるためにプ
ラスチック製のプローブを慎重に挿入すると，インプラ
ント周囲粘膜は緩い状態でした（図3）．

　腫脹や疼痛などの自覚症状はなく，プラークコント
ロールも良好だったので，CIST（累積的防御療法）の分
類（図4）に基づいて，超音波スケーラーのプラスチッ
クチップを用いたインプラント周囲の機械的清掃とエア
フローマスター（EMS）を使用したインプラント周囲の
ポケット内洗浄を行いました．

　その後もメインテナンスを継続し，インプラント周囲
炎に進行させないよう患者さんの意識を高めたところ，
滲出液も認められなくなり，良好に経過しています（図
5）．

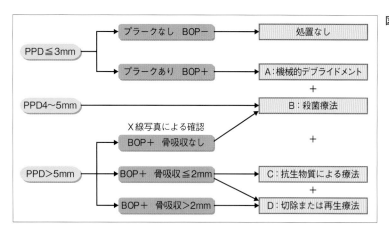

図4 CIST（Cumulative Interceptive Supportive Therapy, 累積的防御療法）

PPD≦3mm ── プラークなし BOP− ──→ 処置なし

PPD≦3mm ── プラークあり BOP+ ──→ A：機械的デブライドメント
＋
PPD4〜5mm ────────────────→ B：殺菌療法

X線写真による確認
BOP+ 骨吸収なし
＋
PPD>5mm ── BOP+ 骨吸収≦2mm ──→ C：抗生物質による療法
＋
BOP+ 骨吸収>2mm ──→ D：切除または再生療法

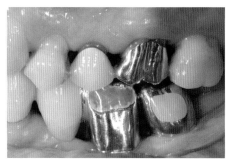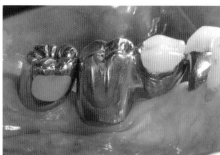

図5 ⌐6 部へのインプラント埋入より3年11カ月後（2013年9月）
滲出液も認められなくなり，良好に経過している

金子歯科医院では **こう考えます** 「インプラント周囲の診査」

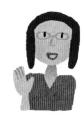

　インプラント周囲粘膜は，天然歯と異なり，インプラント体と接着していないため，感染しやすい環境です．インプラント治療後のメインテナンスでは，インプラント周囲組織の付着を破壊し，感染させないように，低侵襲な診査をすることが求められます．当院では以下のような手順でメインテナンス時の診査を行っています．

① 視診
　インプラント周囲粘膜の発赤や腫脹があるかどうかを確認します（①）．

② 滲出液の確認
　可動粘膜からインプラント頸部に向けて，唇頰側と舌側から歯肉を圧迫し，絞り出すようにして分泌物を歯肉溝から漏出させ，その色や性状をみます（②）．滲出液が白色や黄色で粘稠性がある場合は，インプラント周囲の炎症を疑い，X線写真による確認を行います．

③ X線写真検査
　X線写真（③）で骨吸収が認められなければ，インプラント周囲粘膜炎と診断し，インプラント周囲の機械的清掃とインプラント周囲のポケット内洗浄を行います．骨吸収が認めら

れれば，インプラント周囲炎を疑い，プラスチックプローブを用いて慎重にインプラント周囲粘膜下を確認し，原因（歯石や残存セメントの付着など）を探ります（④）．

　インプラント周囲の付着物の除去には，極力インプラント体を傷つけないようにプラスチック製のチップを使用して，エアアブレージョン（エアフローマスター／EMS）や超音波スケーラーを用いて清掃します（⑤～⑦）．さらに病態が進行している場合には外科処置を行い，純チタン性のチップ（スターチップ ITM システム／大信貿易）を用いて露出したインプラント表面の汚染物質の除去を行います．

●メインテナンス時のインプラント周囲の診査

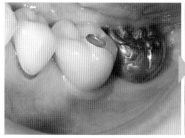

① 視診

② 浸出液の確認

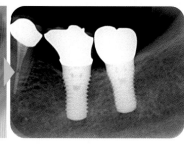

③ X線写真検査

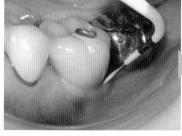

④ プラスチックプローブによる検査

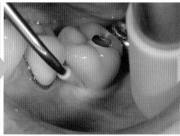

⑤ 超音波スケーラーによる機械的清掃（スターチップ ITM システム／大信貿易）

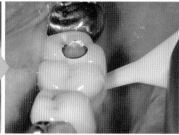

⑥ エアフローマスター（EMS）を用いた洗浄

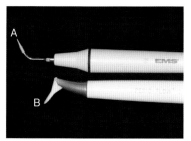

⑦ A：スターチップ ITM システム（大信貿易），B：エアフローマスター（EMS）

3）インプラント周囲炎

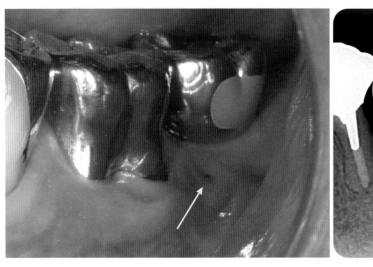
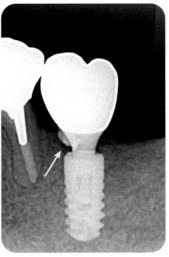

　インプラント周囲炎はオッセオインテグレーションが達成された機能下のインプラントに，細菌感染や過重負担などの結果生じたインプラント周囲の骨破壊を伴う炎症性病変です．臨床所見としては，プラークの付着とインプラント周囲粘膜の発赤，腫脹に加え，プロービング時の出血，排膿，周囲組織の退縮などがあげられます．インプラント周囲炎の発症を防止するには，インプラント周囲粘膜の初期炎症性病変を早期に発見し，適切に対応することが重要となります．

Case

初　診：1999 年 7 月（初診時 39 歳，女性） 　　　　経過 4 年	全身的既往歴：特記事項なし
主　訴：左下の奥歯（7）の激痛	注目部位：7 部のインプラント

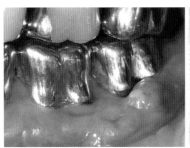
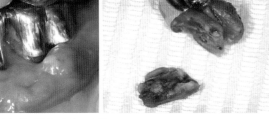
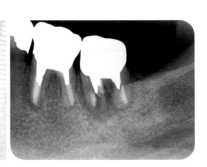

図 1　初診から 10 年後（2010 年 4 月）
歯根破折にて 7 を抜歯した

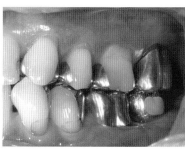
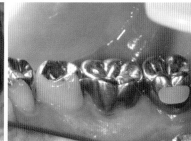
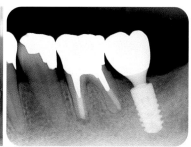

図2　7 の抜歯から1年後（2011年5月）
7 部にインプラントを埋入して咬合を確保した

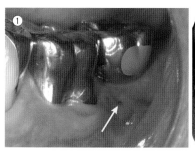
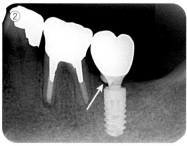
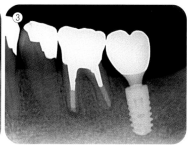

図3　フィステル発見（2012年2月）
① 7 部歯肉にフィステルが認められる．② X線写真では 7 近心マージン下に不透過像がみられた．③ 付着物を除去

インプラント周囲粘膜の変化

　この患者さんは，7 を歯根破折で抜歯後（**図1**），同部にインプラントを埋入しました（**図2**）．

　上部構造を装着して1年後，7 頬側歯肉にフィステルを認めました．頬側の辺縁歯肉をインプラント方向へ圧迫すると排膿があり，近心に X線写真不透過像が確認されたため，インプラント周囲炎と診断されました．

対応と経過

　インプラント周囲の付着物は超音波スケーラーのプラスチックチップを用いて除去し，X線写真で確認しました（**図3**）．結果，排膿はなくなりましたが，フィステルは改善せず，抗菌薬（ペリオクリン）による DDS（Drug Delivery System）を行いました．その後も顕著な改善がみられないため，β-TCP パウダー（ブレーンベース）* を利用してインプラント周囲の感染性付着物を除去すると（**図4**），フィステルは消失しました（**図5**）．

*β-TCP パウダー：リン酸三カルシウムのパウダー．石灰化物を含めたインプラント表面の付着物の除去には，β-TCP パウダーを用いたエアアブレージョンが使用される．β-TCP は生体親和性が高く，生体内吸収性，適度な硬度があるためアブレージョン効果が高いといわれている

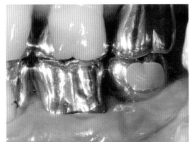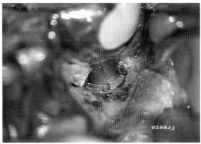

図4 外科処置時（2013年10月）
β-TCPパウダーを利用してインプラント周囲の付着物を除去した

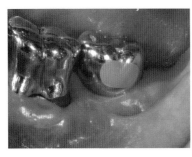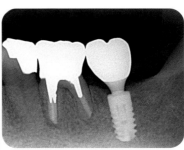

図5 外科処置から3カ月後（2014年1月）
X線写真に変化はなく，フィステルも消失した

金子歯科医院では こう考えます 「インプラント周囲のセルフケア・プロケア」

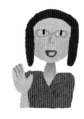

インプラントも天然歯と同様，日常のプラークコントロールが不十分だと，インプラント周囲炎になります．この患者さんの場合，プラークコントロールに波があるため，短い間隔でのメインテナンスが重要です．

当院では，インプラントのセルフケアではブラッシング（バトラー＃222／サンスター）の後に，歯間ブラシ（ルミデントip／ヘレウスクルツァー）をお勧めしています．インプラント周囲のメインテナンスでは，目視で粘膜の状態を観察した後に，人指し指の腹や手用切削器具を用いて歯肉を圧迫し，炎症の程度や排膿，滲出液の状態を確認します（p.93参照）．その後，インプラント専用のプラスチック製チップを装着した超音波スケーラーで洗浄し，デンタルフロス（Xフロス／マイクロテック，スーパーフロス／サンデンタル）を用いてインプラントの近遠心隣接面の縁下を清掃しています．

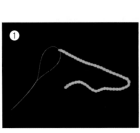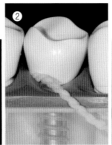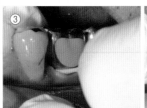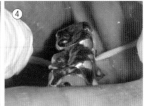

▲インプラント周囲へのフロスの使用
① Xフロス（マイクロテック）
② 模型上での清掃イメージ
③④ 実際に清掃しているところ

病理の視点⑫

インプラント周囲組織の脆弱性

東京歯科大学名誉教授　下野正基

インプラントの口腔側（天然歯の歯肉に相当する部分）はインプラント周囲上皮によって囲まれています．インプラント周囲上皮の形は長い付着上皮に似ていますが，インプラント周囲上皮の接着能と増殖能は，正常な付着上皮とは異なっています．

インプラント周囲上皮の増殖能

上皮の増殖能が高いということはターンオーバー（細胞交代）時間が早いことを意味しますので，組織の防御にとっては有利であるといえます．

増殖率をPCNA（増殖細胞核抗原）*の陽性率からみると，インプラント周囲上皮細胞の増殖率は約13％で，天然歯の付着上皮の約36％よりも低く，おおよそ1/3です．これは，「インプラント周囲上皮細胞のターンオーバーが3倍も遅いこと」を示しています（**図1**）[2,4]．ターンオーバーが遅いことは，インプラント周囲上皮の防御機能が天然歯の付着上皮よりも劣っていると考えられます．ですから臨床的には，インプラント患者さんのプラークコントロールはより厳密に行う必要があるといえます．

インプラント周囲上皮の接着能

周囲上皮がインプラントとしっかり接着しているかどうかは，接着性タンパクの1つである「ラミニン-5」の発現を調べることによってわかります．

インプラント周囲上皮はラミニン-5によってインプラントと接着していますが，その接着は一部に限られています．したがって，天然歯の付着上皮の上皮性封鎖に比べると，インプラント周囲上皮の接着は弱いと考えられます（**図2**）[2,4]．臨床的には，インプラントと周囲上皮の境界部をプロービングしたほうがよいと考える場合があります．しかし，上述のとおり，インプラント周囲上皮では，接着性タンパクのラミニンは一部にしか発現しておらず，接着が弱いと考えられ，インプラントへのプロービングは弱い上皮性封鎖を壊す恐れがあることから推奨できません．そのため，まずは，滲出液の検査，X線写真による検査など別の方法によって，インプラント周囲の状態を把握するのが望ましいと思われます[4]．

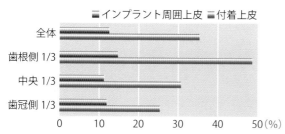

図1　天然歯の付着上皮とインプラント周囲上皮の増殖能（PCNA陽性率）
インプラント周囲上皮細胞の増殖率は約13％で，正常付着上皮の約36％よりも低く，おおよそ1/3である[2]

***PCNA（増殖細胞核抗原）**：細胞の増殖に関与するタンパク質．このPCNAに対する抗体を使って，陽性率（陽性細胞数/全細胞数）から細胞増殖能を免疫組織学的に検索することができる

図2　インプラント周囲上皮と天然歯の付着上皮における付着の違い
A：インプラント周囲上皮では内側基底板（ラミニンという接着性タンパクがある）は根尖側の一部に限局しており，接着が弱いことがわかる
B：天然歯の付着上皮では内側基底板は付着上皮の全面に存在しているため接着が強い[4]

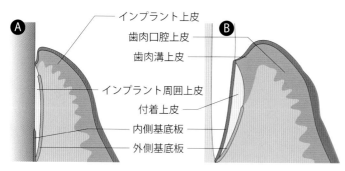

インプラント上皮
歯肉口腔上皮
歯肉溝上皮
インプラント周囲上皮
付着上皮
内側基底板
外側基底板

A

B

咬合力の影響と歯肉
～セメント質剥離から考える～

長野県大町市・金子歯科医院 **金子 至**（歯科医師）

　メインテナンスで患者さんの経過を長期間追っていると，あるときを境に急にプロービング値が大きくなることがあります．当初は，プラークコントロールを徹底し，歯肉縁下のルートプレーニングを行うことでなんとか対応しようとしていましたが，なかには結果がはかばかしくないことがあります．そのような症例は，失活歯のある方や高齢者に多くみられ，咬合力が強くかかわっていることにも気づきました．ここでは，加齢と咬合力によって引き起こされると考えられるセメント質剥離について，症例を提示して解説します．

セメント質剥離による歯肉の炎症

　セメント質剥離は決してめずらしいことではなく，失活歯や過重負担の歯や，高齢者で急に歯周ポケットが深くなった場合には疑うことが必要です（☞ **p. 104, 病理の視点⑬「セメント質剥離」参照**）．

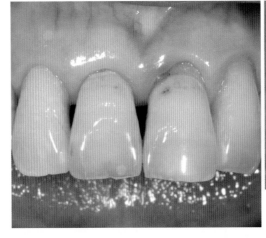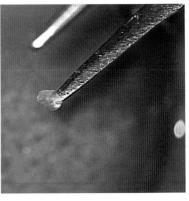

　剥離したセメント質は細菌の温床になりやすいため，付着が破壊され歯槽骨の吸収が急激に進行します．近遠心的に剥離している場合にはX線写真で診断できますが，唇頬側，舌（口蓋）側に剥離している場合ではX線写真で判断できないことも多くあります．早期に歯周外科処置を行い，剥離したセメント質と感染物質を除去して根面を滑沢にします．

Case1

初　診：1992年6月（初診時61歳，女性）	**注目部位**：⌊1
経過21年	**全身的既往歴**：特記事項なし
主　訴：転んで ⌊1⌋ ⌊1 が折れてしまった	**喫　煙**：なし

B	2	1	2	2	1	2
P	2	2	2	2	2	2
		1			1	

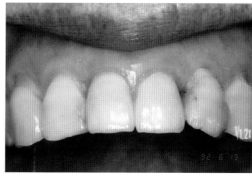

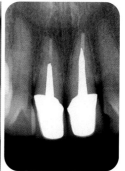

図1　補綴治療終了後（1992年6月）

B	1	1	1	9	1	1
P	1	1	1	9	2	1
		1			1	

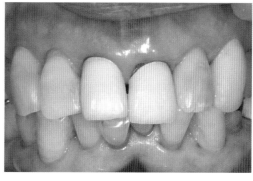

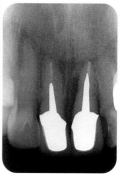

図2　補綴治療から18年後（2010年3月）
|1 の近心に垂直性骨欠損，9mm の PPD が認められた

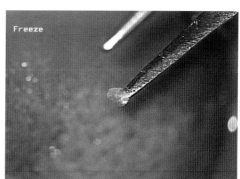

図3　プロービング時，歯周ポケットからでてきた歯牙様破片

セメント質剥離の発現

この患者さんは，市の健康教室へ通うほど健康には関心がある方です．転倒による 1|，|1 の歯牙破折を治療した後は順調に経過していましたが（**図1**），18年後「前歯が浮いた感じがする」との訴えがありました．|1 のPPDは近心9 mmでBOP（+），近心に垂直性骨欠損が認められました（**図2**）．

プロービング時に歯周ポケット内から板状の歯牙様破片が出てきたため，セメント質剥離の可能性を疑いました（**図3**）．

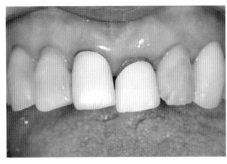
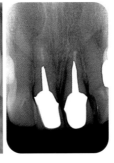

図4　抗菌薬（ペリオクリン）を用いた DDS を始めて 3 年後
（2013 年 10 月）
⌊1 の挺出に伴い唇側辺縁歯肉も切縁側に移動してきた

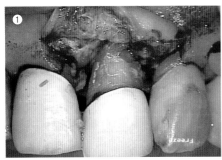
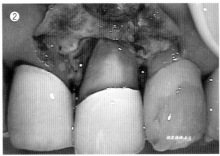

図5　フラップを開いたところ
⌊1 の近心から唇側の根面には著しい
セメント質剥離が認められた（①）．セ
メント質が剥離していた根面をスケー
ラーで滑沢化した（②）

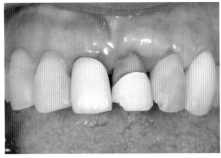
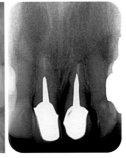

図6　歯周外科処置から 1 カ月後（2013 年 12 月）
歯周外科処置時に，⌊1 唇側辺縁歯肉を ⌊1 と同じレベルに修
正した

B	1	1	1	3	3	2
P	2	1	1	2	2	2
		1			1	

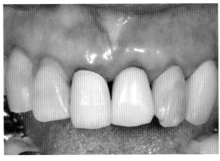
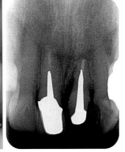

図7　歯周外科処置から 3 カ月後（2014 年 2 月）
⌊1 唇側辺縁歯肉の治癒を待ってプロビジョナルレストレー
ションを装着し，審美性を確保した

経過

　患者さんが歯周外科処置を希望しなかったため，歯周
基本治療後は抗菌薬（ペリオクリン）を歯周ポケット内へ
注入しながら経過をみていましたが，3 年後には，⌊1 が
著しく挺出してきました．PPD 7 mm，BOP（+）で，歯
周組織の破壊と歯周ポケット内の強い炎症がみられたた

め（図4），「歯を残したい」との患者さんの希望で歯周外
科処置を行い，ルートプレーニングを行いました（図5）．
　現在は，歯周外科処置で ⌊1 の根面が露出したため（図
6），プロビジョナルレストレーションを装着して，一時
的な審美性を確保しています（図7）．⌊1 唇側辺縁歯肉
の安定を待って，補綴治療を行う予定です．

金子歯科医院では こう考えます 「経過からセメント質剥離を予測する」

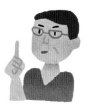

　加齢とともにセメント質剥離の可能性は増しますが，この患者さんの場合は，21年前の初診時，転倒して上顎前歯部を破折して来院したことを考えると，その時点でセメント質は剥離しやすい環境になっていたとも考えられます．

　患者さんが症状を訴える2〜3年前から⌊1 は挺出傾向があり，咬合干渉部位を度々削合調整してきました．その時点でセメント質は剥離し，感染していたと考えられます．病態の変化がそれまでの経過と異なる場合には，何が原因か，さまざまな可能性を考え，解決する必要があります．

　今回は患者さんの要望で早期に外科的対応ができませんでしたが，セメント質剥離が疑われる場合には，早期に歯周外科処置を行い，剥離したセメント質片を除去し，根面を滑沢にすることが必要です．

Case2

初　診：1992年4月（初診時52歳，男性）
　　　　経過22年
主　訴：ときどき左下（⌊6）の歯肉が腫れて膿が出る
全身的既往歴：高血圧症，痛風

喫　煙：1日2箱．当院では，喫煙者にインプラント治療は行わないため，上顎左側欠損部にインプラント治療を希望して禁煙を決断（2009年6月）
注目部位：⌊1

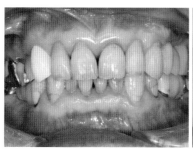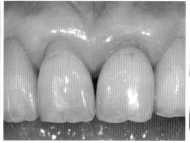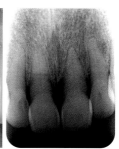

図8　初診から21年後のメインテナンス時（2013年8月）
⌊1 近心がPPD5mm，BOP（＋）に悪化していた

B	3	3	3	5	2	3
P	3	2	3	5	3	3
			1		1	

経過

　この患者さんは，歯周治療から21年間，歯肉に退縮傾向があるものの良好に経過していました．しかし，初診からの21年後のメインテナンスでのプロービングで⌊1 近心はPPD 5 mmでBOP（＋），X線写真でも小さな垂直性の透過像を確認しました（**図8**）．歯科衛生士か

ら「これは何か変だ」との報告があり，歯周外科処置を行うことになりました．

　歯周外科処置時，⌊1 近心に剥離したセメント質片を認めたため，剥離片を除去して根面を滑沢にしました（**図9，10**）．歯周外科処置後，歯肉は退縮しましたが，ここから安定した歯肉に育てていく予定です（**図11**）．

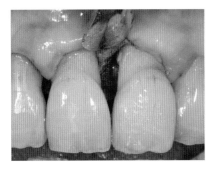

図9 歯周外科処置時（2013年12月）
|1 の近心にセメント質剥離が認められた

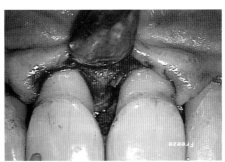

図10 マイクロスコープで撮影
剥離したセメント質を除去し，ルートプレーニングを行った

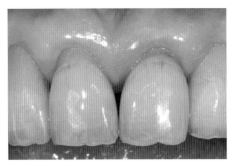

歯周外科処置前

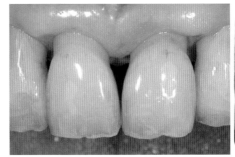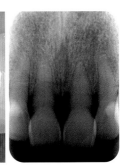

処置後

図11 歯周外科処置前と歯周外科処置から1カ月後（2014年1月）の比較
歯周外科処置後，歯肉は退縮したが，ここから安定した歯肉に育てていく予定

B	2	2	3	3	2	3
P	2	2	3	4	3	3
		1			1	

金子歯科医院では こう考えます 「メインテナンスによるセメント質剥離の早期発見」

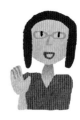

　加齢に伴いセメント質剥離は起こりやすくなりますが，特に強い咬合力を負担している歯や側方力がかかる歯にも多く認められます．

　歯周基本治療で解決できない場合には，セメント質剥離の可能性があるので，歯肉の限局的な発赤や急にPPDが深くなり，X線写真で透過像が認められるようになった場合には，早い段階で歯周外科処置を行うことが重要です．この患者さんは，定期的にメインテナンスに来院していたため，軽度の歯槽骨欠損の段階で処置できました．歯肉のわずかな表情やPPDの変化を見逃さないこと，定期的なメインテナンスを行うことが何より重要です．

Case3

初　　診：1991年7月（初診時61歳，女性）	歯科的既往歴：齲蝕治療を主体とした治療を受けて
経過22年	いたが，1990年ごろから起床時に
主　　訴：左の顎が起床時にだるくて痛い	左の顎が疲れてだるくなり，徐々に
全身的既往歴：特記事項なし	痛みを感じるようになった
喫　　煙：なし	注目部位：|1 近心の唇側辺縁歯肉

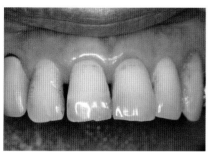

図12　初診時から1年後の歯周治療終了時
　　　（1992年6月）
歯周治療後は20年以上良好に経過していた

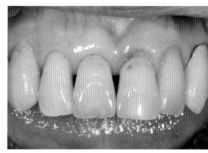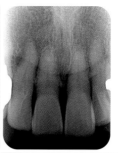

図13　初診から21年後（2012年12月）
⌊1 近心の唇側辺縁歯肉に発赤を発見. 垂直性骨欠損も認められた

B	1	2	3	5	2	3
P	3	2	4	4	2	3
		1			1	

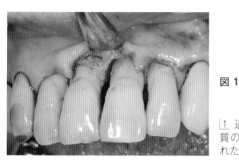

図14　歯周外科処置時（2013年12月）
⌊1 近心にセメント質の剝離が認められた

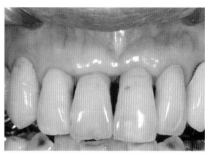

図15　歯周外科処置より1カ月後（2014年1月）
⌊1 近心の唇側辺縁歯肉の炎症は改善した

B	1	1	2	3	1	1
P	2	1	3	3	1	1
		1			1	

経過

　この患者さんは，歯周治療終了後（図12），ブラキサーのため就寝時にオクルーザルスプリントを装着してメインテナンスを継続していましたが，初診より21年後のメインテナンス時，⌊1 近心の唇側辺縁歯肉にわずかな発赤が生じました. X線写真で確認すると，近心に垂直性骨欠損が認められ，プロービングでは根面に著しい粗糙感がありました（図13）.

　歯周基本治療では根面を滑沢にすることが難しかったため，歯周外科処置を行うと（図14），セメント質が剝離しており，垂直性骨欠損の原因を特定することができました. 今後はプラークコントロールと咬合の管理が重要となります（図15）.

金子歯科医院では こう考えます 「セメント質剝離と咬合の管理」

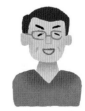

　セメント質剝離は加齢に加え，過度な咬合力による歯の"ひずみ"も原因の1つです. 歯肉の安定には，プラークコントロールはもちろん，咬合の管理も重要です. 歯科衛生士がメインテナンス時に行う咬合の検査としては，早期接触やフレミタスのチェック，下顎側方運動時のガイドや平衡側の過干渉のチェックなどがあります. これらを確認し，異常があれば記録をとり，すみやかに歯科医師に伝えます. 咬合は生涯にわたり変化していくため，メインテナンス時には必ず確認することが大切です.

病理の視点⑬

セメント質剥離

東京歯科大学名誉教授　下野正基

セメント質の添加

　加齢に伴って，セメント質は添加しつづけます．セメント質の添加は，咬合機能を営んでいる歯だけでなく，対合歯が欠如している歯でも認められます（**図1**）.

　添加される理由は，① 咬耗によって失われた歯の長さを補うため，② 線維性付着に必要な活性の高いセメント質を維持するため，と考えられています[1]．しかし，埋伏歯でもセメント質が添加されるなど，その意義についてはよくわかっていません．

セメント質の剥離

　セメント質の剥離は，重なり合って添加されたセメント質とセメント質の間で起こったり，セメント質と象牙質の境界（セメント–象牙境）で起こります．セメント–象牙境は，セメント質と象牙質の基質線維が絡み合って石灰化した部位であり，酸性多糖を含む基質が集積しているため，通常は強く接着しています[1]．

　そのセメント質が剥離するのは，① 大量のセメント質添加，② 咬合による荷重負担，③ 歯髄失活によるセメント–象牙境の変性，④ 炎症（歯周炎）によるセメント質の壊死，などの要因が考えられます（**図2**）.

　高齢者は上記①〜④の条件を備えている可能性が高いため，若年者に比べてセメント質剥離が起こりやすいといえるでしょう

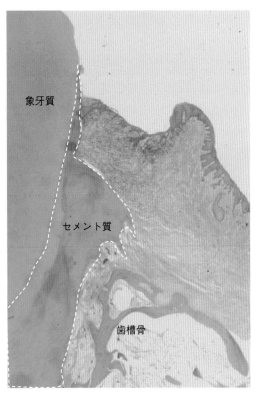

図1　セメント質の添加
過剰に添加したセメント質（白い点線部分）がみられる

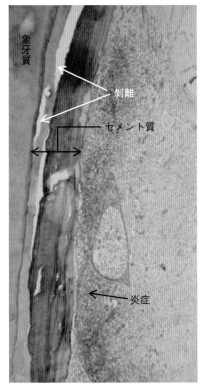

図2　セメント質の剥離
歯周炎が広い範囲に及んだ症例．セメント質剥離が，セメント–象牙境でも肥厚したセメント質内でも起こっている．セメント質は壊死に陥っている

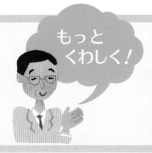

歯と歯肉はどのようにできるのか？
～発生・成熟・加齢～

東京歯科大学名誉教授　下野正基

歯肉の成熟

　歯がなければ歯肉は形成されません．それでは，歯肉はどのようにつくられるのでしょうか？　歯が発生する過程からさかのぼって，すこしくわしく説明しましょう（図1）[2]．

　歯の発生のはじまりは，胎生11日目に口腔粘膜上皮が厚くなることです（歯堤形成）．歯堤の上皮が胎生期の結合組織（外胚葉性間葉）に向かって進むと，外胚葉性間葉の細胞が上皮を取り囲むように増えるので蕾のような形をした塊ができます（蕾状期，図1-A）．このように「上皮から間葉，間葉から上皮」と上皮と間葉の細胞がお互いに働き合って，歯はつくられていきます．蕾状期に外胚葉性間葉の細胞がさらに増殖して，歯髄の元

となる組織（歯乳頭）がつくられます．次に，上皮が増えて帽子状となり（帽状期，図1-B），成長した上皮組織がエナメル器です．歯乳頭とエナメル器を取り囲む外胚葉性間葉組織を歯小嚢といい，これら3つを合わせて「歯胚」とよばれます（図2-A）．歯胚はさらに成長を続け，帽子状の上皮はエナメル器の下が深く入り込んで鐘のような形になります（鐘状期，図1-C）．

エナメル質・象牙質の形成

　エナメル器からエナメル質が，歯乳頭から象牙質・歯髄複合体が，歯小嚢からセメント質・歯根膜・歯槽骨がつくられます．エナメル器の細胞は，内側の細胞（内エナメル上皮），外側の細胞（外エナメル上皮），そしてその間の細胞（中間細胞）に分かれて，歯の発生に関係します．

　歯胚は顎骨のなかで発育し大きくなるのですが，まず歯冠のエナメル質と象牙質がつくられます．つまり，歯乳頭の細胞が象牙芽細胞となって，歯の内側に象牙質をつくります．その象牙質によって，内エナメル上皮はエナメル芽細胞に変化してエナメル質を形成します．このとき，1個のエナメル芽細胞が幅約4μmのエナメル小柱1本をつくり，無数のエナメル小柱が集合してエ

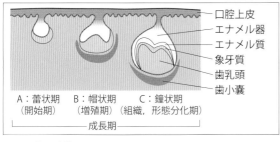

A：蕾状期　　B：帽状期　　C：鐘状期
（開始期）　（増殖期）（組織，形態分化期）
──────────成長期──────────

図1　歯の発生

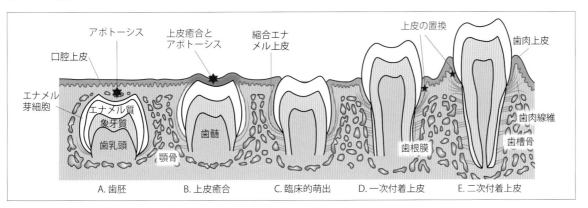

図2　歯肉の発生

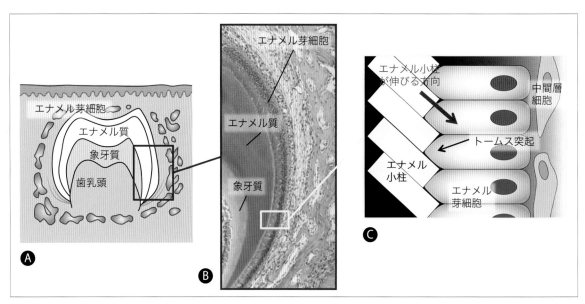

図3 エナメル質の形成

ナメル質が形成されます（図3，**Column1「アブフラ
クションとエナメル小柱」参照**）．エナメル芽細胞は象
牙質と反対方向に移動しながらエナメル質をつくるので
す（図3-C）．歯冠のエナメル質と象牙質がつくられて
いるうちは，歯のほとんどの部分はまだ顎骨の中に入っ

ています．

　エナメル質の形成が終わると，セメント - エナメル境
のところで，内エナメル上皮（エナメル芽細胞）と外エ
ナメル上皮（中間層細胞含む）は融合して，ヘルトヴィッ
ヒ上皮鞘となり，歯根を形成するときの水先案内の役目

Column1　アブフラクションとエナメル小柱

　アブフラクションとは，ブラキシズムなどによって習慣的に強くて異常な咬合力が加わると，歯頸部のエナメル
質の表層に応力が集中してエナメル質が破壊され，歯頸部にくさび状の欠損ができることをいいます[2]（**図 a**）．
　咬合面に強い力が働くと，応力が歯頸部のエナメル質に集中しますが，力が加わらないとき応力は反対方向に向
かいます．このようなひずみは，幅約 $4\mu m$ のエナメル小柱の間に小さな隙間をつくります（**図 3-C**）．この隙間に
唾液や食べ物・飲み物からの酸が入り込むと，エナメル小柱をつくっているアパタイトの結晶が溶けてエナメル小
柱と小柱の間の結晶結合が壊れます．

　歯頸部のエナメル質は咬合面と
違って，非常に薄くなっているので，
エナメル小柱が壊れやすいのです．
エナメル質（エナメル小柱の小さな
塊）が欠けるので，角の尖ったくさび
状の欠損ができると考えられます[2]．
くさび状欠損の原因が歯ブラシによ
る摩耗であれば，硬いエナメル質を
鋭い角度をつけて削ることはできな
いでしょうし，欠損はもっと丸みを
帯びているはずです．

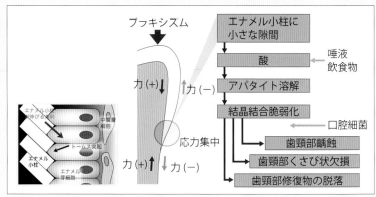

図a　アブフラクションとエナメル小柱

をはたし，歯根の形を決めることになります[2].

顎骨の吸収

歯が萌出するためには，①歯根膜による萌出のエネルギー，②萌出のためのスペース，の両方が必要です．スペースを確保するために，「アポトーシス」というプログラムされた細胞死（Column 2「ネクローシスとアポトーシス」参照）によって顎骨の吸収が起こっています（Column 3「顎骨の吸収とアポトーシス」参照）[7].萌出のための通路をつくるために，顎骨だけでなく，結合組織にも上皮にもあらかじめプログラムされた細胞死が起こっています．このようにして，顎骨のなかで大きくなった歯胚は顎骨の外へ出て，咬頭が口腔に顔を出すことができるのです（図 2-A，B）．

縮合エナメル上皮と口腔上皮

エナメル質の形成が終わると，エナメル芽細胞，外エナメル上皮，中間細胞は小さく萎縮して集まり縮合エナメル上皮となります．歯が萌出していくと縮合エナメル上皮はすこしずつ口腔上皮に近づいて，連結・癒合します（上皮癒合，図 2-B）.

さらに，癒合した口腔上皮と縮合エナメル上皮ではアポトーシスが起こって細胞が死滅するので，上皮層に隙間が生まれ，咬頭の先端が口腔に顔を出すことができるのです（臨床的萌出，図 2-C）[7]（Column 4「縮合エナメル上皮の癒合とアポトーシス」参照）.

歯肉の発生

歯肉の発生は，咬頭が口腔内に現れた時点で始まります．歯根象牙質やセメント質が形成されて，歯は咬合面に向かって萌出していきますが，エナメル質の表層は長い縮合エナメル上皮によって囲まれています．これを一次付着上皮とよんでいます．一次付着上皮は縮合エナメル上皮がエナメル質に対して直角の方向に配列しているのが特徴です（図 2-D，図 4-A）.

さらに歯の萌出が進んで歯冠部が口腔に現れ，歯根もさらに形成されるに伴って，一次付着上皮は口腔上皮由来の細胞によって置き換わります．萌出歯が咬合平面に達するころ，縮合エナメル上皮由来の細胞は口腔上皮由来の細胞に完全に置き換わって，二次付着上皮が形成されます（図 2-E，図 4-B）.二次付着上皮の細胞はエナメル質に対して平行に並んでいるのが特徴です（図

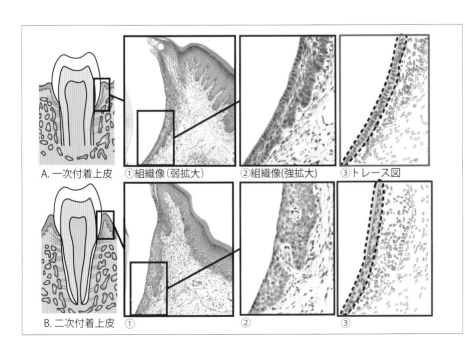

A. 一次付着上皮　①組織像（弱拡大）　②組織像（強拡大）　③トレース図

B. 二次付着上皮　①　②　③

図 4　縮合エナメル上皮から付着上皮への変化
A：一次付着上皮，B：二次付着上皮
エナメル質に接した上皮細胞の配列に注目すると，一次付着上皮では細胞はエナメル質表面に対して直角に配列している（A-②③）が，二次付着上皮では平行に配列している（B-②③）.
直角に配列している細胞は縮合エナメル上皮で，平行に配列している細胞は歯肉口腔上皮から移動してきた細胞であることがわかる

4-B). これは，通常歯肉の付着（接合）上皮とよんでいるものと同じで，歯肉口腔上皮からの細胞が増えて，付着上皮全体に広がったと考えられます[8].

歯肉の結合組織成分は歯小嚢のまわりの間葉組織からつくられると考えられていますが，発生中の歯肉の結合組織成分に関する研究はほとんどなく，くわしいことはわかっていません[1].

Column 2　ネクローシスとアポトーシス

ネクローシスもアポトーシスも「細胞の死」を表す言葉です．ネクローシスは，心筋梗塞など，血液が流れなくなって細胞が死んでしまうことで，従来からある細胞死の考え方です．

一方，アポトーシスは，身体をよりよい状態に保つために決まった時期に決まった場所で引き起こされる細胞の死で，"プログラムされた細胞死"ともいわれているものです．それぞれ細胞のなかで，違った変化を示します（**図b**）[2, 4, 7].

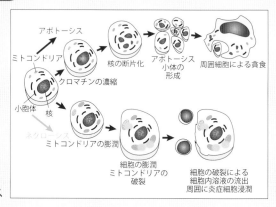

図b　アポトーシスとネクローシス

Column 3　顎骨の吸収とアポトーシス

歯が萌出するとき，歯胚がどんなに大きく育っても，まわりの顎骨が歯をがっちり取り囲んでいては萌出できません．歯が口腔に顔を出すためのスペース（通路）が必要です．

実は歯が発育するにしたがって，歯胚と口腔の間にある顎骨は吸収されるのです．この部分を TUNEL 法（アポトーシスを起こしている細胞にだけ反応する特別な染色）や電子顕微鏡でくわしく調べてみると，骨が吸収される像とアポトーシスが認められます．アポトーシスを起こしているのは，骨吸収のために現れた破骨細胞，骨の基質が吸収されて裸になった骨細胞，骨の表面にあった骨芽細胞やマクロファージです．

つまり，歯の萌出に必要なスペースを確保するために骨が吸収され，そのあとにアポトーシス（プログラムされた細胞死）が起こっているというわけです（**図c**）[2, 7].

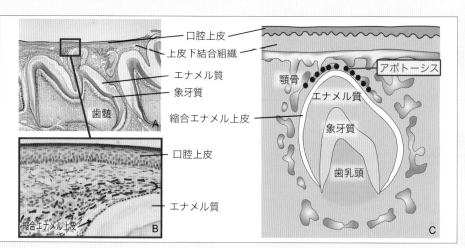

図c　顎骨の吸収とアポトーシス

歯肉の成熟

　上下の歯が咬合するようになると，歯肉は成熟していきますが，形のうえでは大きく変化することはありません．機能の面では，①細菌から生体を守る（防御機構），②変わらないしくみを保つ（恒常性維持），③上皮が歯とくっついてシールする（接着機構），④非分化の状態を保つ（接着と遊走のため），⑤白血球遊走のための通路をもつ（拡大した細胞間隙），⑥歯の位置を支える（支持），などさまざまな働きをします[1, 2]．

歯肉の加齢変化

　加齢に伴う歯肉の変化として，もっとも顕著なのは歯肉退縮です．歯肉退縮は，辺縁歯肉の位置が，セメント-エナメル境よりも根尖側へ移動して，歯根表面が露出した状態をいいます．歯肉退縮は純粋な加齢変化というよりも，数十年間の歯周炎の影響が歯肉に及んだ結果であると考えたほうがよいかもしれません．

　若年者でも高齢者でも，抜歯によって歯が失われると歯肉は萎縮します．歯肉退縮のほかに，歯や歯周組織には，加齢変化がみられます（図5）[4]．

　要するに，「歯肉は歯依存性の組織」といえるのです．歯がなければ歯肉は形成されません．歯の萌出に伴って歯肉は高さを増し，歯が失われると歯肉は萎縮してなくなってしまいます．

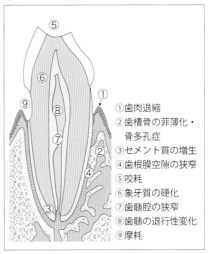

①歯肉退縮
②歯槽骨の菲薄化・骨多孔症
③セメント質の増生
④歯根膜空隙の狭窄
⑤咬耗
⑥象牙質の硬化
⑦歯髄腔の狭窄
⑧歯髄の退行性変化
⑨摩耗

図5　加齢に伴う口腔の変化

Column 4　縮合エナメル上皮の癒合とアポトーシス

　歯が萌出するにつれて，エナメル質表面の縮合エナメル上皮が口腔上皮に近づいていくと，口腔上皮から細胞が「ひも」のような形をして伸びてきて，縮合エナメル上皮とつながります（上皮癒合）（図2-B，図d-A）[8]．

　口腔上皮と縮合エナメル上皮がつながると，全体で上皮細胞の数が増えることになります．この状態では厚い上皮の層に邪魔をされて，歯は萌出することはできません．咬頭の先端が上皮層を突き破るためには，多数の上皮細胞が消えてなくなる必要があります．口腔上皮と縮合エナメル上皮がつながった後に，多数の上皮細胞がアポトーシスを起こして死滅します．これによって，上皮層に隙間が生まれ，咬頭の先端が口腔に顔を出すことができるのです（臨床的萌出，図2-C，図d-B, C）[8]．

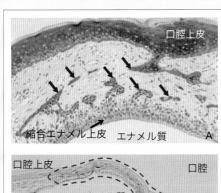

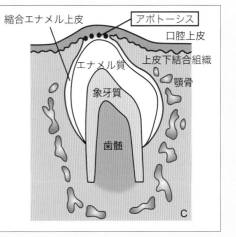

図d　縮合エナメル上皮の癒合とアポトーシス

3章
実例編
経過からみる歯肉

3章では，2章で解説したさまざまな歯肉の変化が複合的に現れた長期症例をとおして，歯肉の変化について考えていきます．
患者さんが年を重ね，全身の状態，生活背景などが変わるにつれて，歯肉も変化していきます．ライフステージに合わせた対応の実際をみてみましょう！

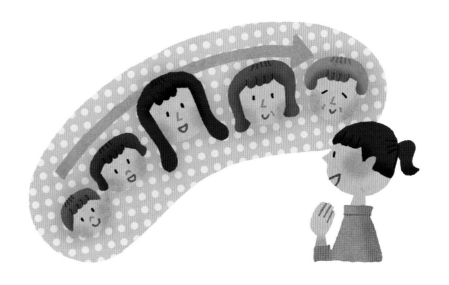

3章のはじめに ～当院の診療姿勢

長野県大町市・金子歯科医院　**金子　至**（歯科医師）

3章では，2章で取り上げた病態が組み合わさった長期経過症例をもとに，歯科衛生士の対応とその後の歯肉の変化を解説します．

当院には，以下にあげる「診療姿勢」があります．

1）治療方法は最終的には患者さんが決める

治療を受けるのは患者さんですから，十分な情報を提供されたうえで，いくつかの選択肢のなかから自ら治療の方法を決めることが重要です．このことは，患者さんに「自分で決められる」という安心感と，「自分が決めた」という緊張感をもたらします．患者さんと医院との信頼関係を築くととともに，患者さんと長いおつきあいをしていくうえで大切なことと考えています．

2）保存できそうな歯は，リスクを伝えたうえで極力保存に努める

多くの患者さんは，「すこしでも自分の歯を残せる可能性があるなら残したい」と思っています．"患者さんの歯をなんとか守っていこう"という当院の姿勢に患者さんは信頼を寄せ，自分の口腔の健康管理を任せる気持ちになってくれるのだと考えます．

ただし，リスクを伝えておくことは重要です．リスクを伝えることは，「歯を失う」という危機感を維持し，メインテナンスの中断を防ぎます．リスクを伝えることで，実際にトラブルが発生しても信頼関係を失いにくく，「言われたとおりになった」とかえって信頼が深まることさえあります．

3）患者さんのライフステージに配慮する

進学や就職，結婚や子育て，退職や親の介護など，患者さんにはライフステージに応じたさまざまな事情があります．治療終了後のメインテナンスの継続のためには，個々の患者さんのライフステージにおける事情を歯科医院が把握していること，患者さんの側に立って最良の方法を考え，加齢という難題にも対応していくことが必要です．そうすることで，さらに患者さんとの信頼関係が深まると考えています．

4）"自分の健康は自分で守る"という"自律的健康観"の獲得を目標とする

治療からその後のメインテナンスへと継続して通院することで，"自律的健康観"を育めるように指導します．獲得した"自律的健康観"が，患者さんから家族へ，そして，社会へと広まるように努めます．患者さんにとって必要なことを"繰り返し伝えていくこと"，"伝えることをあきらめないこと"が大切です．

この「診療姿勢」を基本に，金子歯科医院での治療が成り立っています．当院では，はがきでの"メインテナンスのお知らせ"はしません．自分の健康ですから，自分で管理するのは当然で，あくまでも「歯を守る」主役は患者さんです．当院は脇役（できれば名脇役）であるというスタンスを保ちたいと考えています．

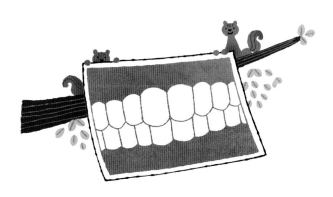

Case1 患者さん自身が歯肉の変化に気づく力を!

金子　至（歯科医師）・松本絹子（歯科衛生士）

　本症例は，臼歯部に著しい咬耗を伴う慢性歯周炎の患者さんです．歯周治療を行い，咬合を管理しながら歯の保存に努めました．初診から27年間，ライフステージに対する視点をもって患者さんをみてきました．トラブルが何回かあったものの，現在も良好な口腔の状態を維持しています．

Case1

患　者：初診時55歳，女性．経過27年	**全身的既往歴**：特記事項なし
初　診：1987年6月	**喫　煙**：なし
主　訴：右上（4｜）が動揺して噛めない	

初診時の口腔内について

①歯科的既往歴

　患者さんは，若いころは歯で困ったことがなかったそうですが，40代後半から硬いものが噛みにくくなり，他院を受診．そこでは，歯を磨くように言われただけで，具体的な歯周治療は行われなかったとのことでした．

　50歳を過ぎたころから歯の動揺が増し，特に4｜の動揺が著しくなったため当院の患者さんの紹介で来院．初診日に動揺の著しかった4｜を抜歯（**図1**）し，1987年10月より歯周治療がスタートしました．

②口腔内所見　（図2）

　唇頬側の辺縁歯肉には過剰なブラッシングによる歯肉退縮があり（☞**2章① 4**）「**歯肉退縮とクリーピングアタッチメント**」**参照**），歯間部および口蓋側の辺縁歯肉にはプラークによる強い炎症が認められました．下顎両側臼歯部の補綴物は不適合で，プラークコントロールの障害となっていました．臼歯部には著しい咬耗が認められ，前歯部は過蓋咬合になっていました．

③X線写真所見　（図3）

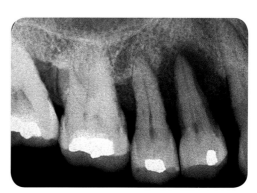

図1　初診時（1987年6月）のX線写真
4｜は同日に抜歯となった

　全顎にわたり歯槽骨の吸収が認められました．特に上顎には著しい垂直性骨吸収があり，咬合力の関与が予測されました．

④プロービング値　（図4）

　プロービング値は，26歯中，7mm以上が3歯，4～6mmが21歯で，ほとんどの部位でBOP（+）でした．

⑤診断

　垂直性骨欠損，歯根膜腔の拡大，過度の咬耗などがあることから，咬合性外傷を伴う広汎型中等度慢性歯周炎と診断されました．

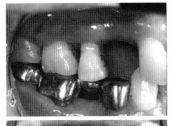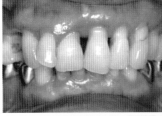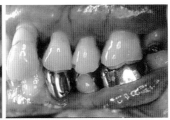
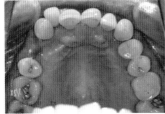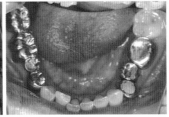

図2 歯周治療開始時の口腔内写真（1987年10月）
唇頬側の辺縁歯肉は歯肉退縮し，歯間部および口蓋側の辺縁歯肉には強い炎症がある．臼歯部には著しい咬耗も認められた

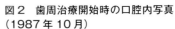
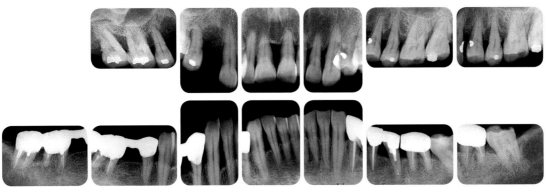

図3 同X線写真
全顎的に歯槽骨が吸収し，特に上顎には著しい垂直性骨吸収が認められた

B		5 3 7	5 3 4	5 3 5		4 2 4	3 2 3	3 2 4	4 2 3	3 2 3	6 2 6	6 1 4	7 2 5	6 2 5	5 5 5
P		7 5 6	6 3 5	5 3 6		5 4 3	3 3 3	2 2 4	4 3 4	4 2 5	5 5 6	6 3 4	7 4 5	4 2 4	5 4 5
	8	7	6	5	4	3	2	1	1	2	3	4	5	6	7	8
	8	7	6	5	4	3	2	1	1	2	3	4	5	6	7	8
L		5 3 6	6 2 3			3 2 4	2 2 4	4 2 2	2 2 2	2 2 2	2 2 2	3 3 4	5 2 2	5 3 4	4 2 5
B		5 3 6	7 3 2			4 2 4	4 2 6	6 2 3	5 2 3	4 2 3	3 2 2	2 2 4	4 2 5	5 3 4	5 2 6

図4 同プロービングチャート
PPD最大値7mm，ほとんどの部位でBOP（＋）だった

総歯数：26歯　PPD総数：156　出血：130（83.3%）　PPD平均：3.7mm
1〜3mm：77（49.4%）　4〜6mm：74（47.4%）　7mm〜：5（3.2%）

Point! 「この口腔内，何が問題？」

1. 唇頬側の歯肉は引きしまっているが著しく退縮している
☞歯ブラシの毛が硬い，ブラッシング圧が強い

2. 口蓋側，舌側の辺縁歯肉および歯間部歯肉には著しい炎症が認められる
☞毛先が口蓋側歯頸部，および歯間部に当たっていない

3. 臼歯部を中心に著しい咬耗がみられる
☞歯ぎしりをしている可能性がある

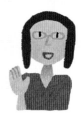

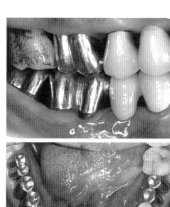
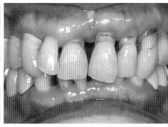
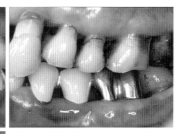
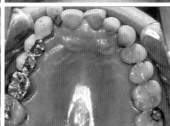

図5　初診から約2年後の治療終了時（1989年11月）
患者さんはブラッシング時の歯肉からの出血がなくなり，しっかり噛めるようになったことをたいへん喜んでいた

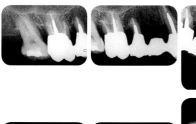
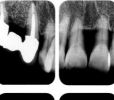
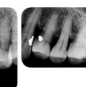
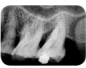
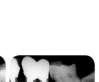
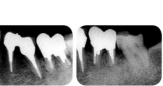

図6　治療終了時のX線写真（1989年11月）
歯槽骨は安定したが，ハイリスクの部位が多数残っているので，メインテナンスの重要性をしっかり伝えた

歯周基本治療からメインテナンス移行まで

　患者さんは真面目な性格なうえに口腔内に対する強い危機感があったため，飛躍的にブラッシングテクニックが向上し，治療も順調に進みました．初診から2年後には治療が終了し，1989年11月からメインテナンスに移行しました（**図5，6**）．

　メインテナンス時には，ご主人が改良してくださったオリジナルの部分磨き用歯ブラシ（1列植毛の歯ブラシ・ペリオ B1／サンスターの先端部分を糸鋸で削り，紙ヤスリで丸めたもの）を持参し，「鏡を見ながら1時間は椅子に座って，1本ずつ確認するように磨いている」と話していました（**図7**）．その後, 1̲ , 1̲ の動揺が増したため 2̲+3̲ をスーパーボンドで接着・固定したものの，メインテナンスで来院のたびに，固定の脱離を確認しま

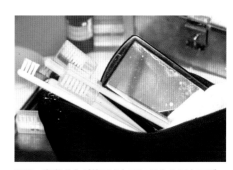

図7　患者さんが使用されているセルフケアグッズセット
ご主人が改良してくれた部分磨き用歯ブラシと，どこに行くにも持ち歩いている歯ブラシセット

した．口腔内の説明や術者磨きを行うときは，手鏡を使用して歯ブラシの毛先の方向やストローク，歯肉の変化などを確認してもらうようにしました．

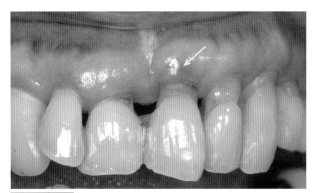

B	2 1 2	2 3 2
P	2 2 2	4 2 2
	1	1

図8　初診から約14年後（2001年11月）
⌐1 の唇側辺縁歯肉に発赤，腫脹が認められた

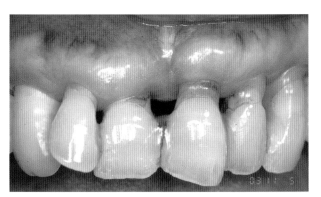

図9　初診から約16年後（2003年11月）
歯肉は引きしまり，良好な状態を維持している

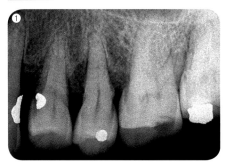 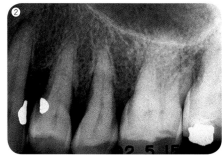

図10　歯根膜腔拡大の消失（⌐5）
歯周治療開始時には ⌐3~5 に歯根膜腔の拡大がみられ，⌐3 4 のコンタクトも離開していたが（①），5年後（1992年5月），⌐3 と ⌐4 はコンタクトが閉じ，歯根膜腔の拡大も改善した（②）

患者さん自ら，歯肉の変化に気づく！

　初診より14年後のメインテナンス時，患者さんから「⌐1 の歯肉がすこし赤い気がする」との訴えがありました．さっそく確認すると，⌐1 部の歯肉は発赤していて，プローブを挿入すると根面は粗糙で，唇側中央のPPDは3mm，BOP（＋），咬合時の早期接触も認められました（図8）．発赤の原因は，根面のプラークや歯石などによる炎症ですが，過度な咬合接触も付着を喪失させ

るため，根面のデブライドメントとブラッシングの確認とともに咬合調整を行いました．わずかな歯肉の変化に患者さんが気づいたのは，自らの口腔内に関心をもち，歯肉の変化を観察する力がついたことによるものと考えられました．

　初診より16年後（2003年11月），歯肉は安定し，手鏡で確認しながらのプラークコントロールは継続しています（図9）．当初みられた歯根膜腔の拡大やコンタクトの離開は，歯周治療によって改善しました（図10）．

Point!　「患者さん自身が"歯肉の変化に気づく"ためのアプローチ」

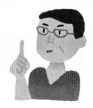

　まずは，口腔内写真を利用して「炎症のある歯肉」と「健康な歯肉」の違い，目標とする歯肉とはどのような歯肉かを理解していただきます．次に，手鏡を使用して口腔内の状態を説明しながら，プラークコントロールのアドバイスをします．ホームケアでも，歯ブラシの動かし方や毛先の方向など，手鏡を見ることで自分で磨き方のチェックができるようになります．口腔内写真と手鏡の使用で，患者さん自身が徐々に歯肉の変化にも注目できるように成長します．

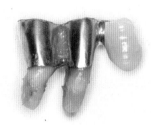
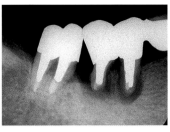

図11　初診から16年後（2003年8月）
6⌋ の歯槽骨吸収が根尖まで進行したため抜歯になった

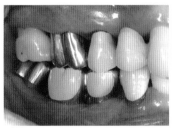
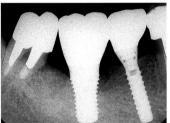

図12　欠損部（65⌋ 部）にインプラントを植立して咬合支持を回復

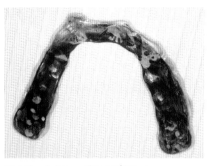

図13　オクルーザルスプリント
就寝時にオクルーザルスプリントを装着しているが，ブラキシズムによる摩耗が進んでいる

メインテナンス中のトラブル

　リスク部位を抱えながら長期間メインテナンスに通う患者さんには，"とうとう来たか"というトラブルも起こります．しかし，患者さんとあらかじめリスクを共有していれば，トラブルが起こっても「メインテナンスに来ているのにどうして？」といった不満ではなく，「メインテナンスに来ているから，ここまでもたせることができた」と納得してもらうことができます．起こりうるリスクについては事前に説明しているため，歯科医師や歯科衛生士が懸念していたとおりにトラブルが生じたことで，かえって信頼関係が深まることもあります．この患者さんでは，初診から16年間，トラブルなく経過してきましたが，Ⅲ度の根分岐部病変が存在した 6⌋ は根尖にまで歯槽骨吸収が進行したため，抜歯となりました（**図11**）．

　その後，65⌋ 欠損部に対してインプラントを埋入し，咬合の回復を行いました（**図12**）．メインテナンス時には，プラークコントロールの確認と咬合の診査を行います．また，インプラント埋入部位では，辺縁歯肉を圧迫し，滲出液や排膿の有無を確認します（☞ **2章⑤2)「インプラント周囲粘膜炎」**参照）．さらに，Xフロス（マ

イクロテック）やスーパーフロス（サンデンタル）を用いて毛先の届きにくいインプラント体のマージン直下のケアを行い，インプラント専用のチップ（スターチップ／大信貿易）を用い超音波スケーラーでバイオフィルムの破壊・除去を行います．

　患者さんには，インプラントと天然歯との違いをしっかり伝え，臼歯部の下部鼓形空隙が広いため，歯ブラシに加えて歯間ブラシも使ってもらっています（☞ **p.97 病理の視点⑫「インプラント周囲組織の脆弱性」**参照）．そして，何よりメインテナンスの必要性と重要性を，機会があるごとに確認しています．

　ブラキサーで臼歯部の咬耗が著しいため，治療終了後から就寝時にオクルーザルスプリントを装着しています．メインテナンス時には毎回，歯の摩耗の程度を確認しています（**図13**）

現在とこれから

　初診より27年が経過し，患者さんは82歳になりました．加齢や足腰の痛みに伴い，最近では体力や気力の衰えが目立つようになりました．口腔の機能に限らず，生活の変化，心身の状態などにも配慮する必要を感じて

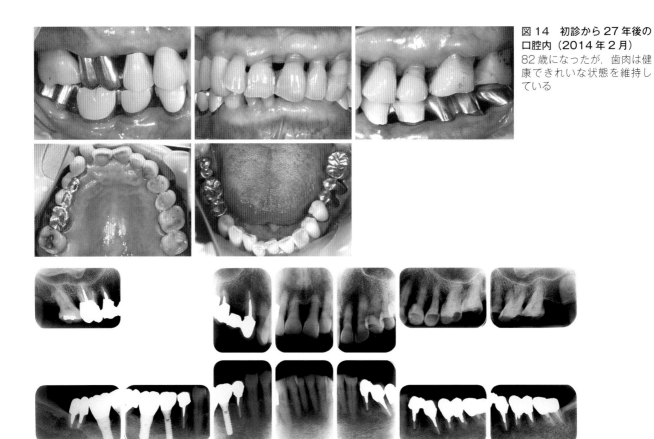

図14 初診から27年後の
口腔内（2014年2月）
82歳になったが，歯肉は健
康できれいな状態を維持し
ている

図15 同X線写真
　著しい咬耗が見られるが，歯槽骨は安定している．メインテナ
ンスで来院のつど，プラークコントロールはもちろん，咬合のバ
ランスも確認する必要がある

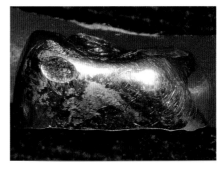

図16 補綴物の
摩耗
著しい咬耗だけで
なく，隣接面も摩
耗が進行．メイン
テナンスでの来院
のつど，プラーク
コントロールはも
ちろん，咬合のバ
ランスも確認する
必要がある

います．

　今後は，ライフステージを意識しながら，全身の健康
維持，加齢による精神面でのサポートにも歯科衛生士と
してかかわっていきたいと思っています（図14～16）．

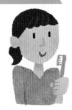

Point! 「メインテナンス移行後のポイント」

1. 患者さんとリスクについての情報を共有する
2. トラブルが起こった場合の対応についてあらかじめ患者さんに伝える
3. メインテナンスの重要性をそのつど確認する
4. 患者さんのライフステージに配慮する

上顎前歯部の歯肉の変化

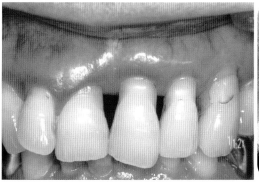
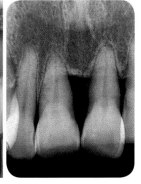

図 17　初診時（1987 年 10 月）
歯を失う危機感から，自己流ではあるが磨いていたことがうかがえる

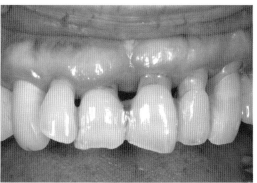
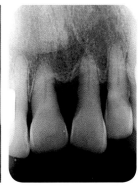

図 18　初診から 19 年後のメインテナンス時（2006 年 2 月）
1|唇側辺縁歯肉には擦過傷がみられる．「歯ブラシで擦ってしまったので，毛先を触れないようにして治しているの」と，患者さんが自分で判断し，治そうとしていた

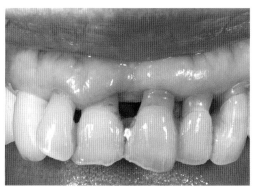

図 19　初診から 27 年後（2014 年 2 月）
歯肉は安定し，良好な状態を維持している

金子歯科医院では こ う 考 え ま す 「患者さんが自ら気づき，解決する能力を！」

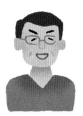

　長期間メインテナンスに通院している間に，この患者さんは自分の口腔内を観察する力を身につけました．擦過傷をつくっても，自ら原因を推測して解決する．来院したときには治癒の途中ということもありました（**図 17〜19**）．
　患者さん自身が歯肉を観察する力をもち，高い健康観を維持できるように，メインテナンスにおける歯科医院側の工夫が重要です．

Case2 通院継続が何より大切

金子　至（歯科医師）・吉田エミ（歯科衛生士）

　この患者さんは，前任の歯科衛生士の退職により，私（吉田）が担当することになった方です．歯周治療で口腔内が劇的に変化し，その変化を患者さんと共有することで信頼関係や健康への意識が生まれてくることは多くの歯科衛生士が経験していることと思います．

　この患者さんの場合も，歯周基本治療を経て歯科衛生士との信頼関係が築かれ，メインテナンスには欠かさず来院していますが，プラークコントロールは必ずしもよくありません．こんな患者さんが皆さんの歯科医院にもいませんか？

Case2

患　者：初診時 37 歳，男性 　　　　　経過 15 年	
初　診：1999 年 5 月（休診日に急患来院）	
主　訴：左下の奥歯（7）が痛くて噛めない	
全身的既往歴：特記事項なし	
喫煙：1 日 10 本（1999 年 5 月より禁煙）	
歯科的既往歴：34 歳ごろから歯肉が腫れ，歯が浮く	

ことがあったので，会社近くの歯科医院で咬合調整やブラッシング指導を受けていた．定期的な通院の経験はなく，この数年は困ったときだけ応急処置を受けていた

診　断：広汎型重度慢性歯周炎

初診時の口腔内

　全顎的に発赤・腫脹が認められ，PPD は大きく，全部位で BOP（+）でした．特に下顎左側大臼歯部には著しい歯槽骨吸収が認められました．カルテには，「全顎的に歯肉縁下の汚染が著しく，突起状と平板状の縁下歯石が歯根全周を覆うように付着している」と記載されていました（☞ **2 章②1**）「**根面の汚染による炎症**」参照）．

　プラークコントロールが不良で，歯肉には著しい発赤・腫脹が認められます．7 の歯頸部には排膿が認められました（**図 1**）．

治療計画の決定

　当院では，歯周組織検査の結果をもとに，カウンセリングで治療計画を提案し，患者さんに実際に行う治療の方法を選択していただきます．患者さんが選択した治療

は，以下のとおりです．

※以下に提示する治療計画のうち，赤字部分 ①②④ を選択

①プラークコントロールの徹底を図りながら歯周基本治療を行う
②保存不可能歯の抜歯と欠損部の咬合確保
　・78 抜歯
　・6 ヘミセクション（歯槽骨の支持のない遠心根を抜根）して咬合を確保
　・6 遠心根から遠心の欠損部にインプラントを埋入して咬合と歯列の連続性を確保
③垂直性骨欠損への対応
　・75，5 歯周組織再生療法
④メインテナンスでの継続的な来院

禁煙支援

　喫煙者は歯周病に罹患，重症化しやすいうえ，治療後の歯周組織の反応も悪く，再発もしやすいことは周知のとおりです．この患者さんのように，喫煙者で進行した

図1　応急処置後の口腔内（1999年5月）

全顎的に発赤・腫脹が認められ，PPD は大きく，全部位で BOP（＋）．特に下顎左側大臼歯部には著しい歯槽骨吸収が認められた

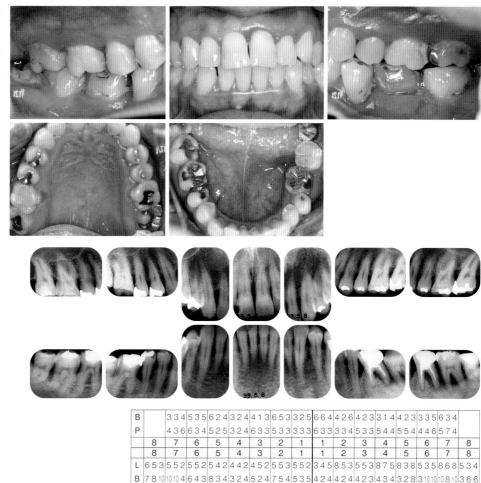

B		3 3 4	5 3 5	6 2 4	3 2 4	4 1 3	6 5 3	3 2 5	6 6 4	4 2 6	4 2 3	3 1 4	4 2 3	3 3 5	6 3 4	
P		4 3 6	6 3 4	5 2 5	3 2 4	6 3 3	5 3 3	3 3 3	6 3 3	3 3 4	5 3 3	5 4 4	5 5 4	4 4 6	5 7 4	
		8	7	6	5	4	3	2	1	1	2	3	4	5	6	7	8
		8	7	6	5	4	3	2	1	1	2	3	4	5	6	7	8
L	6 5 3	5 5 2	5 5 2	5 4 2	4 4 2	4 5 2	5 5 3	5 5 2	3 4 5	8 5 3	5 5 3	8 7 5	8 3 8	5 3 5	8 6 8	5 3 4
B	7 8 10	10 10 4	6 4 3	8 3 4	3 2 4	5 2 4	7 5 4	5 3 5	4 2 4	4 2 4	2 3 4	3 4 3	2 8 3	10 10 10	8 10 3	6 6

総歯数：30歯　PPD総数：180　出血：180（100.0%）　PPD平均：4.4 mm
1〜3 mm：68（37.8%）　4〜6 mm：91（50.6%）　7 mm〜：21（11.7%）

歯周病を治療するには，通常の歯肉縁下の根面処置に加え，禁煙は不可欠です．そこで，治療と並行して禁煙支援を行いました（**図2**）．

　この時期，まだ会社内が分煙になっていなかったことから，デスクワークの人にとって禁煙に踏み切るにはつらい環境でした．しかし，院長自身の禁煙経験から生まれた「禁煙成功の5カ条」（p.51 参照）など，きめ細かな禁煙支援を継続した結果，禁煙に成功して14年が経ちました．

Point!　「歯肉をみる眼を養うには」

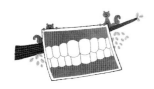

　歯肉の変化や今後の予測がわからないという歯科衛生士には，注目部位を決め，毎回歯周基本治療後に口腔内写真を撮影し，術前と見比べることをお勧めします．口腔内写真をじっくり見比べることで，歯肉の細かな変化にも気づくことができるようになります．

・初診時（1999.5.8）
「コンクールによる洗口開始. 口臭激しいため」
当時のカルテには強い口臭について記載されていた

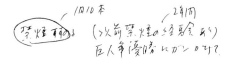

・2回目の来院時（1999.5.12）
　　……禁煙支援開始
「1日10本. 禁煙を勧める.（野球が好きな
こともあり）巨人の優勝に願賭けて. 以前,
2年間の禁煙経験あり」
禁煙支援5日後（1999.5.17）から禁煙に
踏み切った

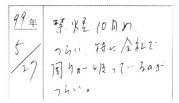

・4回目の来院時（1999.5.27）
　　……禁煙10日目
「つらい. 特に会社で周りが吸っ
ているのがつらい」

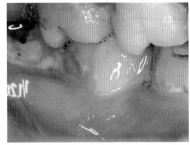

・その後も「禁煙成功の5カ条（p.51参照）」な
ど, きめ細かな禁煙支援を継続. 14年後の現在
も禁煙を継続

図2　禁煙支援の経過

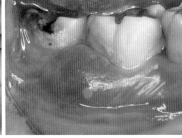

図3　6̄ 頬側に現れた急性歯槽膿瘍

著しく汚染された根面

　歯周基本治療が進むとともに炎症は改善してきましたが, 歯周基本治療後に毎回歯周ポケット内の洗浄をしたにもかかわらず, 歯肉縁下の汚染が著しかったため, 急性歯周膿瘍を形成したことがありました（**図3**）.

炎症の強い歯周ポケットにどう対応するか

　歯肉の炎症が著しい場合には, 歯周ポケットにむやみにスケーラーを挿入してはいけません. 炎症により抵抗力の低下したポケット上皮を傷つけることで, 歯肉が退縮しやすくなります. 多量の出血によって根面の状態も把握しにくくなるため, SRPは歯肉縁上のプラークコントロールがある程度できるようになってから行います.「ブラッシングにより歯肉が変化してきたとき」がSRPの最適なタイミングです（**図4**）.

　また, SRP後, 除去したプラークや歯石などの汚染物質がポケット内に残存すると, 歯周膿瘍を生じさせることがあるため, 歯周ポケット内は十分洗浄することが大切です.

経過

　6̄ 遠心の垂直性骨欠損は, 歯周治療によって歯肉縁下の環境が改善したことで, 歯槽骨の形態が安定しました（**図5**）. 6̄は, 歯槽骨の支持のなかった遠心根をヘミセクションして近心根を保存しました（**図5-②**）. しかし, 6̄ 近心根のみで左側大臼歯部での咬合力を支持することは歯根破折につながることが予測されるため, 早期に遠心部にインプラントを埋入して, 左側大臼歯部の咬合と歯列の連続性を確保する必要性を伝えましたが, 「仕事が忙しくて休暇がとれない」と, なかなかインプラント治療に踏み切れませんでした.

　そして, 8年後,「噛むと痛い」と急患で

来院しました．診査の結果，6| 近心根の遠心面に破折線が認められ，歯根破折で抜歯となってしまいました（**図6**）．これをきっかけに，下顎左側大臼歯部にインプラントを埋入，左側大臼歯部の咬合を確保することができました（**図7**）．患者さんは，「よく嚙めるようになりました」と喜んでいますが，もうすこし早く咬合の確保ができれば，6| の近心根は残せたかもしれないと悔やまれます．

患者さんに合わせたブラッシング指導を

　この患者さんに対しては，当初「よいところをほめる」指導を行いましたが，あまり効果がでなかったので，「できていないことをみつけて指摘する」指導法に転換してみると，そのほうが効果的だということがわかりました．

　ブラッシング指導は，とおりいっぺんにほめるだけではうまくいきません．患者さんごとに，性格や手先の器

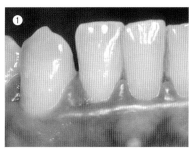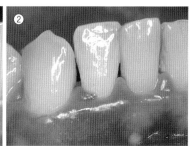

図4　歯肉の変化
① 初診時（1999 年 5 月）．② SRP 後 4 日（1999 年 6 月）．炎症が改善しつつあり，3|2 がコンタクトしてきた

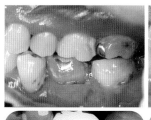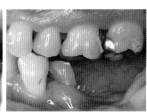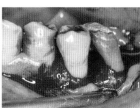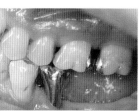

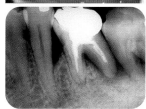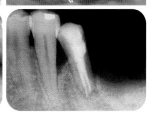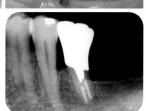

① 初診時（1999 年 5 月）　　② 初診から約 2 カ月後，6| へ　　③ 歯周外科手術時　　④ 補綴終了時（2000 年 12 月）
　　　　　　　　　　　　　　　 ミセクション後（1999 年 7 月）　（1999 年 9 月）

図5　下顎左側臼歯部の経過（5| 遠心の垂直性骨欠損の改善と 6| 遠心根のヘミセクション）

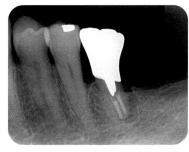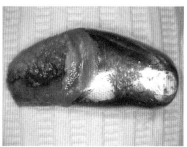

図6　補綴終了から 8 年後（2008 年 10 月），6| 歯根破折にて抜歯
抜歯後，6 7| 相当部にインプラントを埋入することになった

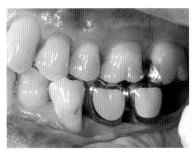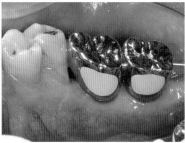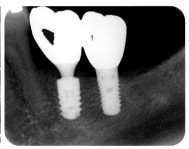

図7 ⌐67 部のインプラント
インプラント体を埋入（2008 年 11 月）し，上部構造を装着（2009 年 6 月）. ようやく下顎左側大臼歯部の咬合が確保された

用さ，生活習慣，健康観などは異なるため，それらを考慮して行わなければなりません.

この患者さんの場合は，季節によって日曜日以外に休みがとれないことや飲み会が多いこと，趣味である麻雀で寝不足になることなど，仕事や生活習慣がプラークコントロールに大きな影響を及ぼしていますが，そのときどきに応じてメインテナンスの期間を短くするなどし，良好な状態を維持していきたいと考えています（**図8, 9**）.

Point!　**患者さんに合わせたブラッシング指導のポイント**

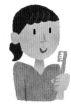

ブラッシング指導は，とおりいっぺんにほめているだけではうまくいきません. “木を見て森を見ず” にならないよう，歯や歯肉だけでなく，患者さんの性格や手先の器用さ，生活習慣，健康観などにも目を配りながら，口腔内の状態に合ったブラッシング指導を行うことが大切です.

金子歯科医院では こう考えます　**「患者さんが “自ら決め・参加する” 治療」**

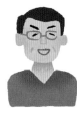

患者さんによるセルフケアと歯科医療職側が行うプロフェッショナルケア——. 歯周治療は，互いの役割をしっかりはたすことでのみ良好な結果が得られます. 金子歯科医院では歯周組織検査の結果をもとに，病態の説明をしながら治癒の可能性や治療方法，通院の頻度や治療期間について説明し，患者さんの希望を聞きながら治療計画を立てます.

「よくお考えになって決めてください」. これはカウンセリング時，患者さんに必ず伝える言葉です. 歯周治療には長期間にわたる通院が必要で，その後のメインテナンスの継続も不可欠です. 歯科医院の押しつけではなく，最終的には患者さんが「自ら決める，自分で選択する」ことが緊張感を生み，良好な治療結果に結びつくものと考えます.

この患者さんは現在 51 歳で働き盛り，会社での仕事も多忙を極めています. リスク部位が多く，プラークコントロールにも課題が残っているだけに，通院しやすいように予約面等で配慮し，メインテナンスが途絶えないようにしていきたいと考えています.

初診から 15 年経過し，上下前歯部の歯列に変化が生じてきました. 今後は臼歯部咬合面の咬耗やコンタクト部の摩耗による歯軸の変化，それに伴うインプラントと天然歯の離開（⌐5，6 間）にも注意を払っていきたいと考えています（**図9**）.

図8　プラークコントロールがよいとき・悪いとき
仕事が忙しくても，規則正しい生活をしているとき
のプラークコントロールは良好だが（①），生活が不
規則になるとプラークコントロールは悪化する（②）

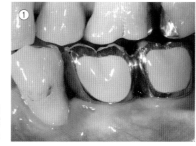
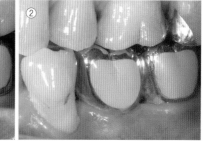

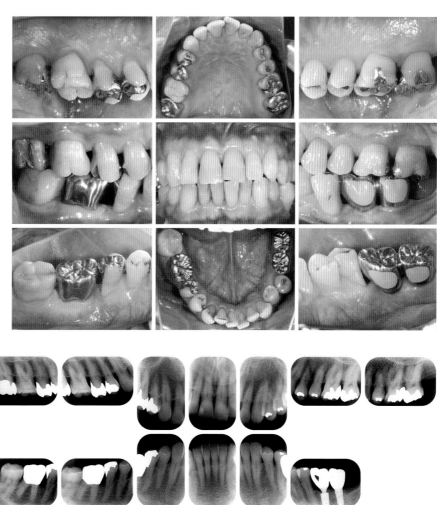

図9　初診から約15年後の現在（2014年2月）
今後は臼歯部咬合面の咬耗やコンタクト部の摩耗による
歯軸の変化，それに伴うインプラントと天然歯の離開
（⌊5，⌊6 間）にも注意を払っていく．セルフケアにはバ
トラー＃ 222（サンスター）と電動歯ブラシ・ドルツ EW-
DE20（パナソニック）を併用

B		333	333	323	222	222	222	222	222	222	323	323	323	333	333
P		323	323	323	323	323	323	222	222	222	222	223	323	323	333
	8	7	6	5	4	3	2	1	1	2	3	4	5	6	7	8
	8	7	6	5	4	3	2	1	1	2	3	4	5	6	7	8
L		323	322	323	323	322	222	222	222	222	323	323	323		
B		433	323	323	323	323	222	222	222	222	222	222	222		

総歯数：26歯　PPD総数：156　出血：0（0.0％）　PPD平均：2.4 mm
1〜3 mm：155（99.4％）　4〜6 mm：1（0.6％）　7 mm〜：0（0.0％）

Case3 "セルフケアの習慣が身についている" と思っていたら……

金子　至（歯科医師）・吉田エミ（歯科衛生士）

　当院は開業して31年になります．ずっと通院してくださる方，通院が途絶える方，しばらく途絶えてまた戻ってくる方とさまざまな通院歴があり，患者さんの人柄もさまざまです．

　この患者さんは，熱心な通院の姿勢と真面目なホームケアに感服していたのですが，意外なところに落とし穴がありました．本当に人それぞれだと教えられたケースです．

患　者：初診時46歳，男性 　　　　　経過13年．東京都在住	**歯科的既往歴**：初診の5年ほど前（1996年ごろ）から歯の動揺や口臭が気になりはじめ，歯周病ではないかと不安に思っていたが，歯科医院でブラッシング指導やスケーリングなど歯周治療を受けたことはない
初　診：2001年1月	
主　訴：スキー事故で上下顎前歯部が脱臼した	
全身的既往歴：特記事項なし	
喫煙歴：1日20本，10年ほど喫煙していたが，1985年より禁煙	**診　断**：広汎型重度慢性歯周炎

初診時の口腔内

　この患者さんは，スキー事故による外傷で急遽当院に来院された方で 2 1|，|2 は不完全脱臼，|1 は完全脱臼で喪失していました．また， 2 1|，|1 は歯槽骨骨折により舌側転位し，「口の中が血だらけ」の状態でした（**図1**）．

　当日の応急処置として，脱臼した歯を元の位置に整復して固定しました．|1 はレジン人工歯をポンティックとして利用し，上下前歯はリガチャーワイヤーで結紮後，スーパーボンドにて暫間固定しました（**図2**）．

　県外（東京都）在住ですが，当院での治療を希望したため，症状の安定を待って歯周治療をスタートしました．

歯周基本治療

　全顎的に歯槽骨の吸収が進みPPDは深く，PPD最深値は10mm，BOP（＋）の部位が多くみられました．2 1|，|1 の舌側は多量の歯石沈着のためプロービングができませんでした．

　歯列不正がありますが，歯面にはつやがあることから，自分なりにブラッシングしていたことがうかがえます．X線写真とプロービングチャートを照らし合わせながら口腔内写真をみると，PPDの値が大きくBOP（＋），歯肉縁下に突起状の歯石が多量に付着している部位の歯肉は赤黒く，歯周ポケット内の状態が歯肉によく現れています（☞p.44，病理の視点⑤「なぜ歯肉は赤くなったり腫れたりするの？」参照）．

歯肉の性状を読み解く

　歯肉には，治りやすい歯肉と治りにくい歯肉があります．前者は浮腫性で軟らかい歯肉で，炎症が表面に現れやすく，歯周治療への反応が早いという特徴があります．一方後者は，線維性で厚く，硬そうな歯肉で，炎症が表面に現れにくく，治療への反応が遅いのが特徴です（☞p.66，病理の視点⑧「軟らかい歯肉・硬い歯肉の病理学的な違いとは？」参照）．この患者さんの歯肉は浮腫性の軟らかい歯肉のため，歯周治療やプラークコントロールの状態が歯肉に現れやすいタイプと考えられまし

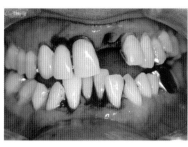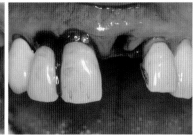

図1　初診時（2001年1月）
2|1, |2 は不完全脱臼, |1 は完全脱臼で喪失. 2|1, |1 は歯槽骨骨折により舌側転位していた

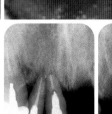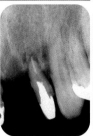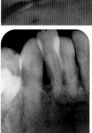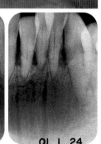

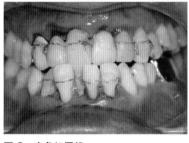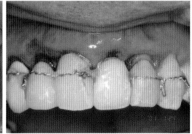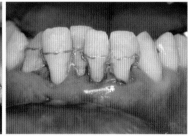

図2　応急処置後
脱臼した歯を元の位置に整復して固定. |1 はレジン人工歯をポンティックとして利用し, 上下前歯はリガチャーワイヤーで結紮後, スーパーボンドにて暫間固定した

た. 治療に対するモチベーションを高めるため, 口腔内写真で病態が改善していく状態をきめ細かく患者さんに説明していきました（**図3**）.

カウンセリングと治療計画の決定

資料をもとにカウンセリングを行いました.

＜歯科医師によるおもな治療計画＞
①歯周基本治療後に矯正治療…|1 を抜歯して上下顎前歯部の被蓋を修正, 5| のアップライト
②6| 近心根のヘミセクション（近心根を抜根）
③7| は可及的に保存し, 保存不可能な場合はインプラントを埋入して欠損補綴

患者さんは総合病院の事務職で,「健康」に対する意識は高いと思われました. 歯周病についても危機感を感じていましたが, 前医では歯周治療が行われず, 不安が

あったとのことでした（「**カルテを読む①**」）.

以上のことから,「歯科衛生士として提案する治療計画」が決まりました.

＜歯科衛生士として提案する治療計画＞
①歯周病の病態をよく理解してもらう
②プラークコントロールの徹底
③通院の継続支援

治療には, 長期間にわたる継続した通院が絶対条件と考えられたため, 日程の調整もなるべく患者さんの都合を優先して支援していくことにしました.

歯周基本治療

歯周基本治療と並行して |1 を抜歯, 6| 近心根のヘミ

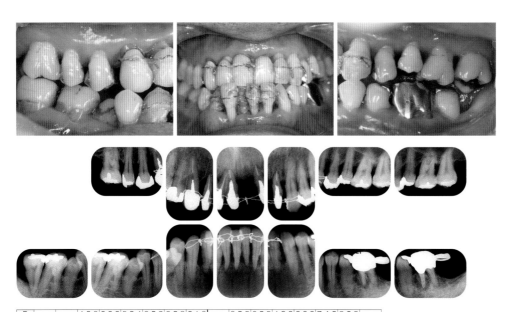

B			4 3 3	3 2 3	5 2 4	6 2 3	6 2 2	3 1 2		6 2 5	6 2 5	4 2 3	3 3 3	7 4 3	3 3 5	
P			7 3 5	5 2 5	5 2 5	8 6 3	7 6 5	6 5 6		3 3 6	7 5 6	6 3 3	5 2 3	6 3 5	3 5 7	
	8	7	6	5	4	3	2	1	1	2	3	4	5	6	7	8
	8	7	6	5	4	3	2	1	1	2	3	4	5	6	7	8
L			10 8 3	3 6 3	3 5 5	3 3 5	3 3 2	3		5 8 5	5 3 5	3 2 4	3 2 4			
B			7 6 3	2 2 3	4 2 3	5 2 3	5 2 5	5 2 5	5 3 6	3 2 8	5 1 2	3 2 4	3 2 4			

総歯数：25 歯　PPD 総数：135　出血：74（54.8%）　PPD 平均：4.0 mm
1〜3 mm：69（51.1%）　4〜6 mm：55（40.7%）　7 mm〜：11（8.1%）

図3　初診から3カ月後の歯周治療開始時（2001 年 4 月）
下顎舌側は多量の歯石沈着のためプロービングができなかった．唾液量は 1.3 mL/分

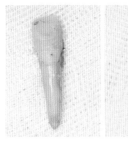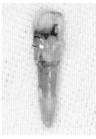

図4　歯周基本治療と並行して⌈1 を抜歯（2001 年 6 月）
出血も少なく，ほとんど付着は認められなかった

セクションを行いました（図4，5）．⌈6 遠心根は歯冠-歯根比が悪いため，支台歯としての負担能力に不安がありましたが，「自分の歯をできるだけ残したい」との強い希望があったため，リスクを説明したうえでブリッジの支台歯として利用することにしました（「**カルテを読む②**」）．

カ ル テ を 読 む ①　「歯石除去の経験なし」

- 食について：3 食規則正しく食べる．好き嫌いはない．甘い物は普通に食べる
- 健康への関心は高い
- ブラッシング指導の経験：いままでになし
- 歯石除去の経験：いままでになし
- 歯周病の罹患について：5 年ほど前より自覚症状があり，危機感をもっていた

▶

- これまでは，齲蝕治療のみで歯周治療の経験はなく，歯科に継続通院したこともないが，健康への関心は高い
- 自覚症状が出たことで口腔に対して強い危機感をもっていることから，歯周治療の必要性と治療によって改善する可能性を伝えることで，治療に積極的になってくださると考えた

図5 ⌐6 近心根のヘミセクション
歯槽骨の支持のない近心根を抜根．⌐6 遠心根は歯冠-歯根比が悪いため，支台歯としての負担能力に不安があったが，「自分の歯をできるだけ残したい」との希望により，リスクを説明したうえでブリッジの支台歯として利用した

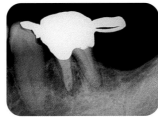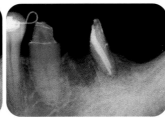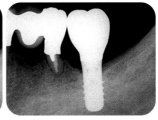

① 初診から3カ月後（2001年4月）　② 初診から半年後（2001年7月）　③ 約4年後（2004年12月）

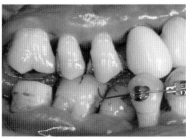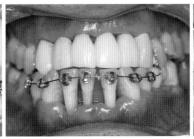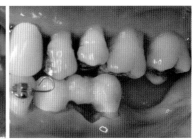

図6 歯周基本治療終了後，矯正治療開始（2001年07月）
炎症を改善させてから矯正治療を開始した

矯正治療中

　歯周治療終了後，7⌐ 遠心の歯槽骨の歯冠側への誘導と 7⌐ の歯冠-歯根比の改善，⌐76 の根の近接を改善するため，7⌐ を挺出させながら遠心移動しました（**図6**）．矯正治療中にもかかわらず，プラークコントロールは良好，歯肉からの出血もなく，ブラケット周囲はピカピカで，患者さんのブラッシングは飛躍的に上達しました（「**カルテを読む③**」，図7）．

　自分のブラッシングでは歯肉から出血しなくても，術者磨きでは出血することもあるため，ブラッシングの圧やストロークなど正しいブラッシング感覚を身につけてもらうことを目的に，来院のたびに術者磨きを行いました．前述の矯正治療により，7⌐ は歯根膜を利用して挺出させながら歯槽骨の形態を整えて，可及的に保存しました（**図8**）．

　プラークコントロールは良好で，矯正治療と歯周外科治療によって歯周環境も改善しました（「**カルテを読む④**」）．

カルテを読む②　「手が疲れちゃうくらい」

　このころになると「ブラッシングにはいままでの倍は時間をかけているよ．手が疲れちゃうくらい」とおっしゃっていた．

▶
・ブラッシングのテクニックを高めるため，まずは補助清掃用具を用いず，歯ブラシ1本（バトラー＃222／サンスター）の可能性を追求
・SRPやブラッシング後の歯周組織の反応は良好だった

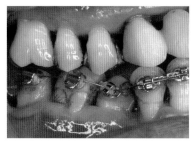 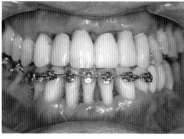 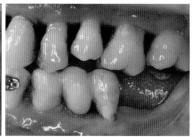

図7　矯正治療開始から5カ月後（2001年12月）
下顎前歯部の歯列は整い，ブラケット周囲はいつもきれいにプラークコントロールされていた

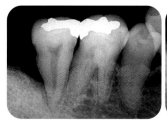 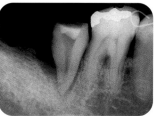 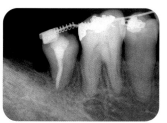

① 初診時（2001年1月）　　② SRP後（2001年7月）　　③ 1年4カ月後（2002年5月）

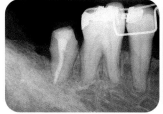 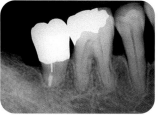

④ 2年2カ月後（2003年3月）　⑤ 4年後（2004年12月）

図8　保存可能か？　7|の経過
初診時，7|は遠心でPPD7～10 mm，BOP(+)で根尖付近に及ぶ透過像が認められた．炎症の強い状態では歯槽骨が存在していても透過像としてみえることがあるため，遠心に歯根膜が残存している可能性に期待し，また7|と6|は歯根が近接していてプラークコントロールしにくいため，矯正的に7|を遠心に移動，挺出させた

カルテを読む③　「いま歯が動いてる」

　「いま，歯が動いているので咬み合わせがうまくできないんですよ」と患者さん．プラークコントロールは良好，ブラッシング（術者磨き）にて出血なし．

▶
・矯正治療中で食事やブラッシングがしにくい状態にもかかわらず，プラークコントロールは良好で，口腔内に関する会話が弾んだ
・当院での治療の効果に満足し，治療の進行状況に期待していると感じられた

カルテを読む④　「昔からこんなにきれいにやってりゃ～ねえ」

　「昔からこんなにきれいに（ブラッシング）やってりゃあねぇ～」「もう交通費だけでも60万円以上になるよ」

▶
・遠方からの通院には時間と費用がかかる．普通だったら言いにくいことも，前向きに明るく伝えてくださる信頼関係ができた
・当院に通院するようになり，口腔内の環境が改善していることに喜びを感じているようだった

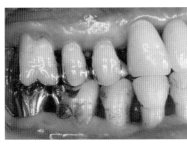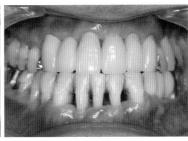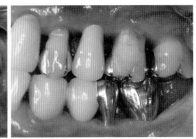

図9　初診から約4年後の治療終了時（2004年12月）
歯周環境が整い，磨きやすく，食事しやすい口腔内に改善した

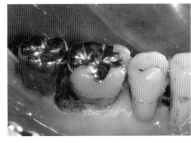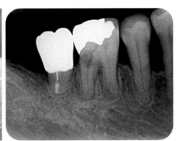

図10　6 に齲蝕を発見（2007年6月）
電気メスで歯肉切除をし，齲蝕を確認した

メインテナンス中のトラブル

　患者さんは，東京から長野県の当院まで自家用車や大型バイクを使って通院していました．「通院がたいへんだ」と言いながらも，治療後の状態に満足そうでした（図9）．

　メインテナンスに継続して来院し，プラークコントロールも良好に保たれていましたが，メインテナンス移行から3年後より，トラブルが起こってきました．

トラブル①：6 に齲蝕を発見（2007年6月）

　ここまでの経過は順調で，模範的な患者さんだと思っていましたが，メインテナンス時に術者磨きをしていると，6 舌側から出血してきました．「そこが痛い」と言われて確認すると，6 遠心舌側に歯髄にまで達する齲蝕があり，抜髄になりました（図10）．

　問診では，「甘い物は普通程度に食べる」と回答していたのですが，実は患者さんは甘い物が大好きでした．当初は甘味制限の指導に従っていましたが，だんだん危機感が薄れ，わざわざ築地へ厚焼き玉子やでんぶを買いに行くようになっていました．患者さんは「メインテナンスにきちんと通院しているのに齲蝕になってしまった」とショックを隠せない様子でしたが，甘味摂取の状態を聞いてみると「いやぁ〜，だってメディアでいろいろやってるじゃない？　売ってるものを食べてるだけだよ」とのこと．好きな物をおいしく食べることは幸せで，嬉しいことですが，齲蝕から抜歯に至るリスクと引き換えともなりかねないため，甘味摂取の頻度を少なくするように指導しました．

トラブル②：6 「2〜3日前から噛むと痛いんだよ」（2007年12月）

　治療終了から3年後，「6 が2〜3日前から噛むと痛い」との訴えがありました．歯根破折と診断し，6 の遠心根を抜歯しましたが，これは当初より想定内のことでした（図5，11）．リスクを伝えたうえで患者さんの希望に沿って保存した歯なので，患者さんも抜歯に納得してくださいました．67 部にインプラントを埋入し，咬合を確保しました（図12）．

トラブル③：2 の根尖病変発見（2013年2月）

　初診より12年後，メインテナンス時に 2 の根尖病変を発見しました．検査の結果，失活していたため根管治療を行いました（図13）．

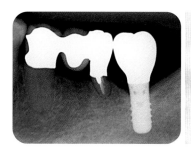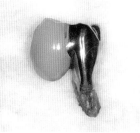

図11 ⌐6⌐の歯根破折（2007年12月）
抜去歯（右）の歯根頬側に破折線が認められた

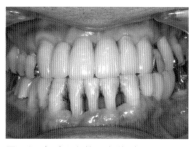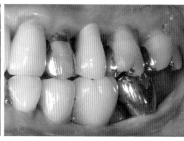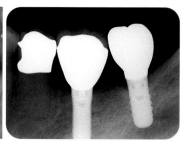

図12 初診から約8年後（2008年12月）
⌐6⌐7⌐相当部にインプラントを埋入．⌐6⌐7⌐クラウンの間は，下部鼓形空隙が大きいためプラークコントロールは難しいが，
ブラッシングテクニックを駆使して良好な状態を維持している

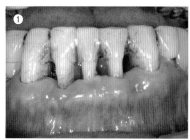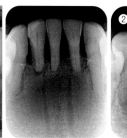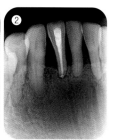

図13 初診から12年後（2013年2月）
① メインテナンス時，⌐2⌐に根尖病変を発見，
② 根管治療後

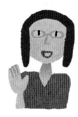

金子歯科医院では こう考えます 「患者さんの "健康を守りたい" という努力を支える」

　この患者さんは，外傷による歯の脱臼の応急処置後は患者さんの自宅近く（東京）の歯科医院を紹介する予定でしたが，患者さんの強い希望により当院で治療することになりました．健康への意識が高く，遠方からでもメインテナンスに欠かさず来院，自分の健康を守ろうと努力しています．金子歯科医院では，このような患者さんを一人でも多く「育てていきたい」と考えています．

　今後は通院が難しくなることが予想されるので，自宅近くの歯科医院への紹介を相談しはじめていますが，それまでは当院全体で支援していく予定です．

現在の状態

　初診から 13 年が経過した現在も，患者さんの健康への意識は高いまま，甘味制限も維持され，プラークコントロールも良好で，歯肉にははりがあります（**図 14**）．ハイリスク部位を抱えながらも，良好な状態を維持しています．

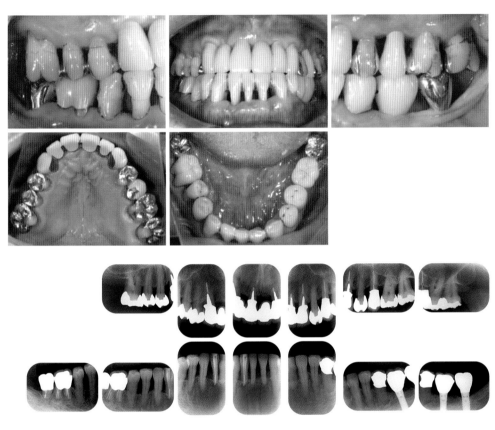

図 14　初診から 13 年後（2014 年 3 月）
ハイリスク部位を抱えながらも良好な状態を維持している．唾液量は 1.6 mL/分

B			2 2 2	2 1 2	2 1 2	2 1 2				2 2 2		2 1 2	2 1 2	2 1 2	2 1 3	2 2 3	2 2 4
P			2 2 2	3 2 3	3 2 3	3 1 2				3 3 3		2 1 2	2 2 2	3 2 3	3 2 3	3 3 3	
	8	7	6	5	4	3	2	1	1	2	3	4	5	6	7	8	
	8	7	6	5	4	3	2	1	1	2	3	4	5	6	7	8	
L			2 1 2	2 1 2	1 1 1	1 1 2	2 1 1	2 1 2	1 1 1		2 1 2	1 1 1	2 1 1			
B		3 2 2	2 1 2	2 1 2	2 1 2	1 1 1	2 1 1	2 1 2		2 1 3	2 1 2	2 1 2	1 1 2			

総歯数：22 歯　PPD 総数：132　出血：0（0.0%）　PPD 平均：1.8 mm
1～3 mm：131（99.2%）　4～6 mm：1（0.8%）　7 mm～：0（0.0%）

金子歯科医院で使用している器材一覧

■超音波スケーラー

【ピエゾ式】

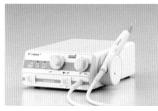

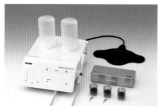

【マグネット式】

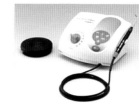

キャビトロン　プラス
（デンツプライ三金）

スプラソン P－MAX⁺（サテレック / 白水貿易）

ピエゾンマスター 700（EMS/ 松風）

■ハンドスケーラー

【シックルスケーラー】　・シックルスケーラー SH5/337（Hu-Friedy）

【キュレットタイプスケーラー】

1）ユニバーサルタイプ

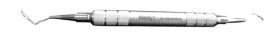

◀ Macky 1 for maintenance（ウィルデント）

2）グレーシータイプ

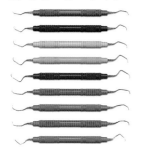

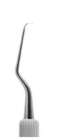

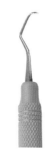

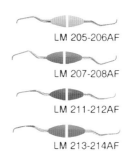

LM 205-206AF

LM 207-208AF

LM 211-212AF

LM 213-214AF

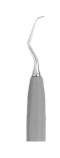

アメリカンイーグルグレーシーキュレット（アメリカンイーグル / ジーシー）

アメリカンイーグルグレーシーアクセス（アメリカンイーグル / ジーシー）

グレーシーキュレットリジッド（アメリカンイーグル / ジーシー）

LM グレーシーキュレットマクロ AF（LM インスツルメント / 白水貿易）

SD グレーシーキュレット PRO-FIT ALMIGHTY LONG G（リンデンタル）

・PDT グレーシーキュレット（PDT/ マイクロテック）

【ファイルタイプ（やすり型）】

◀ 10/11　Orban File Scaler（Hu-Friedy）

▶ 12/13 Orban File Scaler（Hu-Friedy）

・3/7，5/11 Hirschfeld File Scaler（Hu-Friedy）

【スプーン型】

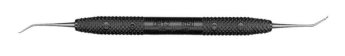

PDT　オヘア　デブライドメント　キュレット OH1-2（PDT/ マイクロテック）

■超音波チップ

【スプラソンP−MAX（サテレック / 白水貿易）用】
スプラソンチップ＃1・＃10/URM ペリオハードチップ　ロング　ミニ　HLM3・HLM4R・HLM4L・HLM5/URM ペリオハードチップ　ダイアモンドキュレット H3・H2R・H2L

【錦部製所製　チップ】
汎用タイプ，縁下用スリムタイプ

【ピエゾンマスター（EMS/ 松風）用】
ピエゾンチップスケーリング・イリゲーションシステム　チップ A，P，PS/ ペリオプロラインシステムチップ PL1・PL2

【大信貿易スターチップ】
スターチップ P シリーズ　Peek チップホルダー・Peek チップストレート / 純チタンスターチップ E シリーズ

【キャビトロン（デンツプライ三金）用】
キャビトロンインサート FSI インサート スリムライン型　FSI-SLI-1000/ キャビトロンインサート　FSI 型　FSI-1000/ シンサート

■歯面清掃

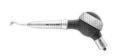

プロフィーメイト neo（ナカニシ）

エアーフローマスター（松風）

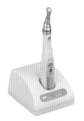

タスカルウィズ（ナカニシ）

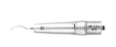

ティーマックス S970（ナカニシ）

■歯面清掃用パウダー

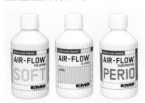

エアーフローパウダー　ソフト，レモン，ペリオ（松風）

■歯面研磨用ペースト

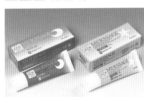

メルサージュ レギュラー，ファイン（松風）

■歯ブラシ

・バトラーハブラシ＃222，＃233，＃244，＃025S（サンスター）
・ルシェロ歯ブラシ　P - 20M/S ピセラ（ジーシー）
・ルシェロ歯ブラシ　OP - 10（ジーシー）
・DENT.EX systema VibratoCare（ライオン歯科材）
・タフト 17 PS（オーラルケア）
・タフト 20 PS（オーラルケア）
・マミー17 S（オーラルケア）

■ワンタフトブラシ

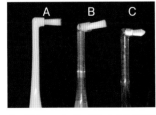

A：EX onetuft（ライオン歯科材），B：インプロ S（オーラルケア），C：オーソワン（オーラルケア）

■歯間ブラシ

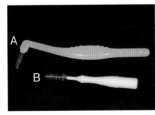

A：ルミデント iP（ヘレウスクルツァー），B：デンタルピックストレートタイプ（サンヨーハピックス）

■デンタルフロス

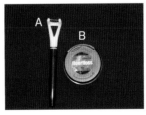

A：フロスエイト（U&F 商会），B：フロアフロス（オーラルケア）

・スーパーフロス（サンデンタル），X フロス（マイクロテック）

■デンタルペースト，ジェル，洗口液

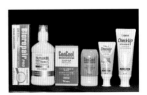

DENT.Check-Up standard（ライオン歯科材），DENT.Check-Up kodomo（ライオン歯科材），ジェルコート F（ウエルテック），コンクール F（ウエルテック），サンスター　バトラー F 洗口液 0.1％（サンスター），バイオリペア PRO（大信貿易）

参考文献

1) H.E. シュレーダー著, 下野正基, 山村武夫, 雨宮　璋, 二階宏昌訳：シュレーダー歯周組織. 医歯薬出版, 1989.

2) 下野正基：新編治癒の病理. 医歯薬出版, 2011.

3) 三上直一郎：歯肉縁上プラークコントロールの重要性〔下野正基, 飯島国好編：治癒の病理　臨床編. 第 2 巻 歯周治療〕, 医歯薬出版, 1994, 62 ～ 78.

4) 下野正基：やさしい治癒のしくみとはたらき. 歯周組織編, 医歯薬出版, 2013.

5) 中川洋一, 齊藤一郎：唾液が出ないとどうなる？　ドライマウスの原因と診査・診断.〔下野正基, 奥田克爾編著：唾液による健康作り〕, ヒョーロン, 東京, 2005, 18-28.

6) Abiko Y, Shimono M: Regeneration of periodontal tissues following experimentally induced periodontitis in rats: A comparison of sucrose-rich and conventional diets. *Bull Tokyo Dent Coll*, **30** (4) : 195-204, 1989.

7) Kaneko H, Ogiuchi H, Shimono M : Cell death during tooth eruption in the rat: surrounding tissues of the crown. *Anat Embryol*, **195** (5) : 427-434, 1997.

8) 浜田義信：ラット臼歯部付着上皮の発生に関する研究 - 酵素抗体法および電子顕微鏡による観察. 歯科学報, 88:633-663, 1988.

編著者・執筆者一覧 ＊所属・肩書きは，別冊発行当時（2014 年）のものです．

■ 編 著

金子 至 Itaru Kaneko
〒 398-0002 長野県大町市大町 2918
医療法人創志会 金子歯科医院
1981 年 松本歯科大学卒業
1983 年 医療法人創志会 金子歯科医院開業
日本歯周病学会専門医・指導医
日本臨床歯周病学会認定医・指導医・インプラント指導医

下野正基 Masaki Shimono
東京歯科大学名誉教授
1970 年 東京歯科大学卒業
1974 年～ 1976 年 イタリア・ミラノ大学客員研究員
1991 年 東京歯科大学教授
2011 年 東京歯科大学名誉教授

■ 執筆者

松本絹子
（金子歯科医院勤務）
日本歯周病学会・日
本臨床歯周病学会認
定歯科衛生士

吉田エミ
（金子歯科医院勤務）

伊藤美穂
（金子歯科医院勤務）
日本歯周病学会・日
本臨床歯周病学会認
定歯科衛生士

■ 執筆協力者

神庭光司（島根県松江市・神庭歯科医院）

関根浩二（金子歯科医院勤務）

金子 創（東京歯科大学口腔インプラント学講座）

金子 智（金子歯科医院勤務）

金子 優（明海大学歯学部歯科矯正学講座）

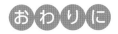

"なぜ"と疑問をもつことが
"歯肉のプロフェッショナル"への近道！

　歯肉にはさまざまな特徴があり，しかもダイナミックに変化しているおもしろい組織です．歯肉表面の色はピンク，赤，暗い赤，白っぽいピンク，黒，など多彩です．これらの色にはそれぞれのわけ（理由）があります．歯肉の形も，滑らか，でこぼこ，ごつごつ，腫れぼったいなどいろいろですが，これにも理由があります．プラークコントロールによって，赤く腫れた歯肉がきれいなピンク色の歯肉に変化することもあれば，変化しない場合もあります．

　歯肉は歯科衛生士の皆さんの専売特許です．歯肉について誰よりも一番くわしく知っているのは，歯科衛生士でなければなりません．そのためには，"なぜ？"と疑問をもつことが大切です．疑問をもつと，先生や先輩に聞いたり，本を読んで調べたり，考えたりしたくなります．1つの疑問が解決すると，次の疑問が生まれてきます．それを解決するために調べたり，考えたりしていくと自然に歯肉について興味を抱くようになります．興味が湧いてくると歯肉とかかわることが楽しくなります．楽しく仕事をすることが"歯肉のプロフェッショナル"に近づくための一番の近道なのです．言い換えれば，疑問をもつことは歯科衛生士にとって，プロフェッショナルにとって，もっとも基本的でもっとも重要な行動であるといえます．

　患者さんの歯肉を見て，"なぜ？"と疑問に思ったら，まず本書を開いてみてください．読者の皆さんの"なぜ？"を解決するヒントを必ずみつけることができるでしょう．美しい臨床写真を眺めていると，歯肉がもっているさまざまな側面や奥深さにも気づくでしょう．そして，歯肉を立体的に理解し，その変化を時間軸で観察する，つまり「歯肉を読み解く」ことのおもしろさがわかるにちがいありません．

　本書が歯や歯肉の臨床にとどまらず，口腔全体のケアのための一助となることを心より願っています．

2014年4月
下野正基

索引

本書は，『月刊デンタルハイジーン別冊　歯肉を読み解く　臨床×病理の眼から歯肉の"なぜ"にこたえます！』（2014 年発行）を書籍として発行したものです．

月刊デンタルハイジーン別冊傑作選
歯肉を読み解く
臨床×病理の眼から歯肉の"なぜ"に
こたえます！　　　　　　　　　　　　ISBN978-4-263-46327-7

2014 年 5 月 25 日　　月刊デンタルハイジーン別冊発行
2022 年 9 月 10 日　　月刊デンタルハイジーン別冊傑作選　第 1 版第 1 刷発行

著　者　金　子　　　　至
　　　　下　野　正　基
発行者　白　石　泰　夫
発行所　医歯薬出版株式会社
〒 113-8612 東京都文京区本駒込 1-7-10
TEL. (03)5395-7636(編集)・7630(販売)
FAX. (03)5395-7639(編集)・7633(販売)
https://www.ishiyaku.co.jp/
郵便振替番号　00190-5-13816

乱丁，落丁の際はお取り替えいたします　　　　印刷・三報社印刷／製本・榎本製本
© Ishiyaku Publishers, Inc., 2022. Printed in Japan